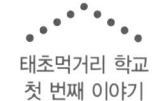

태초먹거리 학교
첫 번째 이야기

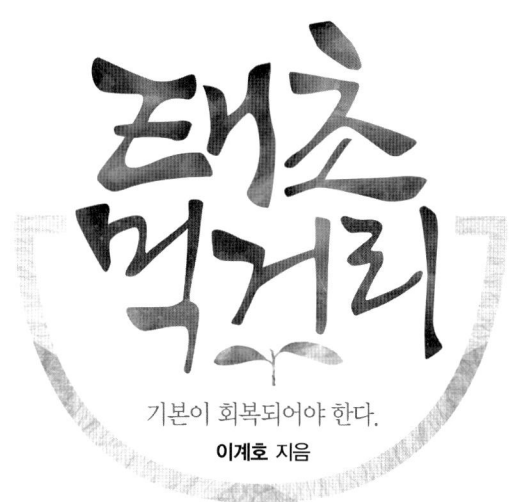

기본이 회복되어야 한다.
이계호 지음

"자연스럽고 단순한 것이 가장 좋다."

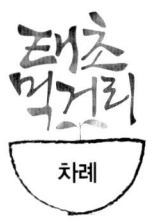

시작하면서	감사합니다	008
	태초먹거리 학교는 이렇게 시작하였다	012
	학교도 함께 지었다	018

과거	흙집	024
	먹거리란 무엇인가	027
	인간의 수명	029
	인간의 원래 모습	033
	인간의 정신과 육체	037

현재

현재 우리의 모습	044
실패한 성공자	049
상대적 빈곤감	052
먹거리 안전은 생존경쟁	055
먹거리는 전쟁이다	059
침묵의 살인자	063
먹거리 변질	067
주요 영양소와 미량 영양소	071
화학비료와 농약	075
사과 40개를 먹어야 하나?	080
색깔과 보기가 좋아야 한다	083
녹색 잎채소의 유혹과 진실	087
토양이 죽어가면서 신음하고 있다	090
케이지 사육	093
보암직 먹음직	097
홍시와 곶감	101
자연식품과 정제식품	105
정상인과 암환우의 차이	108
암환우의 시행착오	111

미래

회복하기	118
자연치유력	121
기본이 회복되어야 한다	124
주인공과 엑스트라가 바뀌었다	129

현대의학과 민간요법	133
인간의 한계	139
후성유전학	143
일류대 다람쥐	146
행복은 결과가 아니라 과정	152
비워야 산다	155
물이 회복의 시작이다	159
정수기 종류	164
물의 종류	168
착한 먹거리	174
친환경 농업과 자연농업	178
잡초는 잡초가 아니다	182
자연농업	185
전체식	191
많이 씹자	195
다이어트	199
태초현미식	203
진액과 효소의 진실	208
단맛의 종류	212
당 지수	215
생식과 화식	218
입과 위에서 일어나는 일	222
췌장을 도와주자	225
소장과 대장	228

변비는 만병의 시작이다   232

탄수화물   235

고기가 필요하지 않다   238

지방   243

오메가3와 오메가6   246

식이섬유   250

발효식품과 술   253

식품첨가물   256

채식과 육식   260

색깔을 먹자   265

항산화지수   269

스트레스를 이렇게 풀어라 Ⅰ, Ⅱ   273

균형식이 내가 살 길이다   283

단순한 삶   288

채움과 비움   293

몸이 따뜻해야 한다   298

짬짬이 운동   300

기쁨은 선택이 아니라 필수   303

마무리하면서

자연스럽고 단순한 것이 가장 좋다   310

잇비 : 회복하는 운동이다   313

부록

태초먹거리로 온 편지   318

태 · 초 · 먹 · 거 · 리

시작하면서

돌아가고 싶은 어제와
고통스러운 오늘,
막막한 내일을 안고 살아가는
모든 이들에게
희망과 용기가 되기를 바랍니다.

"감사합니다."

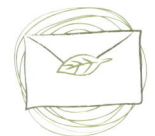

수없이 찔러댄 주삿바늘의 고통 가운데 잊지 않던 말.
핏줄을 못 찾아 당황한 간호사에게 웃음을 보이며 건네던 말.
더 먹지 않는다고 화를 내던 내게 "미안해요."라고 속삭이며 덧붙이던 말.
아픔을 숨긴 채, 개다리 춤을 추면서 우리를 웃게 했던 말.
온몸을 제대로 가누지 못하는 중에도 가냘프지만 또렷한 음성으로 되뇌던 말.
제발 눈 좀 떠보라는 절규에 마치 나를 달래듯 한 자 한 자 토하던 말.
나의 인공호흡을 받으며 마지막 숨을 내몰아 쉬고 속삭이던 말.
무척이나 힘들고 어려웠던 투병생활을 정리하면서 자신의 몫까지 행복하게 살아달라며 사랑하는 나의 품에 안겨 남긴 그녀의 마지막 말.

생의 첫 날부터 마지막 날까지 오직 기쁨만을 주었던 사랑하는 나의 딸. 그녀가 25년의 짧지만 빛나는 생을 마감하며 아빠의 품에 안긴 채 남긴 마지막 말.
"감사합니다."
매 순간 숱한 고통 가운데도 그녀를 아는 모든 사람에게 전하라는 듯 늘 잊지 않고 고백하던 말.
"하나님, 감사합니다."

새벽 3시. 늘 비슷한 시간에 한두 번은 잠이 깬다. 그리고 되도록 아무런 생각을 하지 않고 잠들기를 기다린다. 하지만 늘 그렇듯 내 안에 숨은 그리움은 그냥 넘어가는 법이 없다.
자고 있는 애 엄마가 들을까 입을 막고 숨을 죽이며 눈물을 참아 보지만 의지대로 되지 않는다.
"하나님, 우리 지은이 잘 데리고 계시지요?"
나의 눈물은 결국 기도로 딸의 안부를 확인한 후에야 비로소 타협을 한다.

25살. 내 곁에서, 또 세상에서 할 일이 너무나도 많았던 아이.
내 전부를 다 내놓아도 아깝지 않았던 사랑하는 내 딸 이지은.
지은이가 세상에 남긴 마지막 말
"하나님, 감사합니다."

누군가에겐 와 닿지 않을지도 모른다. 하지만 지은이는 누구보다 하나님을 사랑했고 그분이 주신 삶의 모든 것들에 진심으로 감사했다. 그 감사는 절대자이신 그분을 향한 고백이기도 했지만 남아 있는 우리 모두에게 남긴 말이기도 했다.

지은이는 대학시절 유방암 초기 판정을 받았다. 당시 수술과 항암치료, 방사선 치료를 성공적으로 마친 후 기쁜 마음으로 세상으로 돌아갈 수 있었다. 그리고 바로 산업디자인과 4학년에 복학해 친구들과 함께 졸업을 하기 위해 작품 활동에 매진했고 무사히 졸업도 했다.

하지만 각종 약물과 치료로 약해진 면역력이 회복될 시간도 제대로 갖지 않은 채 원래의 삶으로 돌아가 졸업하느라 무리를 하여 암은 재발했고 전신으로 전이가 되어 짧은 생을 마감하게 되었다.

"감사합니다."
이 말은 지은이를 버티게 해준 유일한 힘이자 진통제였을지도 모르겠다. 그리고 그 곁을 지키는 엄마, 아빠에게 남긴 숙제이기도 하다.

이 책은 그녀가 내게 남긴 숙제다.
오늘도 여전히 그녀와 똑같은 시행착오를 반복하고 있는 암환우들. 병원에서 표준치료(수술, 항암, 방사선 치료)를 마치고 엄청난 정보의 홍수 속에서 오늘도 좋은 것들을 찾으러 온 천지를 헤매고 다니고 있는 그들에게 평안과 자신감을 줄 방법은 없을까?

그리고 5년, 10년, 20년 뒤에 심각한 고통을 겪을 수 있는 10대, 20대, 우리나라의 모든 사랑하는 아들 딸들에게 미래에 겪을 엄청난 고통과 아픔을 피할 수 있는 방법을 어떻게 알려야 할까? 그들이 미래에 겪을 수도 있는 고통과 아픔을 생각하면 가슴이 저려와 밤에 잠을 이루지 못하는 날들이 많다. 안타까워서….

갈 곳을 잃고 헤매는 수많은 이들 중 단 한 사람이라도 이 책을 통해 고통에서 벗어나는 것.
그것이 내 딸 지은이가 내게 남긴 마지막 숙제다.

태초먹거리 학교는 이렇게 시작하였다.

2006년 2월 어느 추운 겨울날, 독일에서 열린 학회에 참석 중이던 나는 한밤중 한국에서 걸려온 한 통의 전화를 받았다. 그리고 그 후 나와 우리 가족의 모든 삶이 송두리째 바뀌었다.

당시 전화 내용은 이랬다. 22살 딸의 가슴에서 작은 양성 혹이 발견되어 아주 간단한 수술을 마쳤는데 수술 후 조직 세포를 검사한 결과 암세포가 발견됐다는 것이다. 나는 모든 학회 일정을 취소하고 급히 귀국했고 그때부터 딸의 투병이 시작됐다.

모든 암환우들이 겪는 아픔과 고통의 시간이 우리에게도 찾아왔다. 항암치료와 방사선 치료를 하는 동안 온몸은 불덩이 같았고 물조차도 토해낸 후 힘이 빠져있던 딸을 바라보던 그때의 심정은 말로는 다 표현할 수가 없다. 아무것도 할 수 없어 딸의 고통을 마냥 지켜보던 나는 세상에 있는 온갖 암에 대한 정보를 수집하기 시작했다. 인터넷에는 암에 특효라는 기능성 식품들이 넘쳐났고, 지인들로부터 암에 좋다는 음식, 상업용 제품, 방법까지 작은 것들도 놓치지 않고 추천받았다. 그중에는 악의를 갖고 상업적으로 암을 이용하려는 사람도 있었다. 하지만 물에 빠진 사람은 지푸라기라도 잡고 싶은 법이다. 아마 모든 암환우의 가족은 같은 심정일 것이다.

이것이 바로 첫 번째 시행착오였다. 내가 잡은 지푸라기가 특효약일지 모른다는 막연한 희망과 불안 때문에 정작 중요한 것은 놓친 채 근원을 알 수 없는 정보에 흔들리며 시간과 돈을 잃게 되었다. 그리고 이 시행착오는 지금도 대부분의 암환우와 그의 가족들에게서 되풀이되고 있다. 나 역시 그랬으니까.

그렇게 여러 시행착오를 겪으면서 항암치료와 방사선 치료가 끝나고 우리는 고통의 터널을 빠져나왔다고 기뻐했다. 딸의 모습도 건강했던 예전의 모습과 똑같았다. 항암치료 과정에서 빠졌던 머리카락도 새로 나기 시작했고 모든 것이 제자리를 찾았다고 믿어버렸다.

평안을 되찾은 딸은 졸업을 해야겠다며 서울의 학교로 돌아갔고 또

다시 밤을 새우고 과로를 하며 투병생활에서 잃은 시간을 만회하기 위해 안간힘을 썼다. 그리고 1년 뒤, 딸은 그토록 원하던 학사모를 썼지만, 폐와 뇌, 온몸에 퍼진 암세포 때문에 다시 투병을 시작하게 됐다. 항암치료와 방사선 치료를 거치는 동안에는 암세포만 사라진 것이 아니라, 면역세포를 비롯하여 정상세포도 많이 파괴되어 면역체계에 혼란이 온 것이다.

안타깝게도 이것이 두 번째 겪은 시행착오였다. 무너진 면역력을 회복할 시간적, 정신적 휴식기 없이 원래의 삶으로 돌아갔던 것. 암에는 분명 발병 원인이 있다. 그 원인을 제대로 찾지 않은 채 세상으로 들어가면 결과는 원점일 게 뻔하다. 지금도 역시 많은 환우가 완치되었다고 믿고 다시 예전 생활로 돌아가서 같은 오류를 범하며 원점으로 돌아오고 있을지 모른다. 그렇다면 과연 어떻게 살아야 하는가? 연약해진 몸이 암을 앓기 이전의 건강한 몸으로 회복되려면 어떻게 살아야 했을까? 그 질문이 나로 하여금 견디지 못할 아픔과 죄책감을 느끼게 했고 나는 초기 암 판정을 받았을 때의 몇 배로 공부하기 시작했다.

그때와 다른 점이라면 이제는 정보를 스스로 연구하고 수집한다는 점이었다. 처음 발병 당시에는 그나마 유방암 초기라는 안도감이 있었는데, 재발 후에는 폐와 뇌를 비롯해 몸 수십 군데로 전이가 된 상태였기에 걱정과 염려뿐이었다. 이때부터 전 세계에서 암 치료로 유명하다는 병원과 참고 문헌을 연구하기 시작했고 MD Anderson 병원, Mayo Clinic과 같은 유명한 암 치료 병원을 비롯하여 국내 병원 및 유럽 병원에서 암 치료 사례와 연구에 대한 자료들을 수집하고 평가하여 내 딸에게 적용할 수 있는지를 알아보기 시작했다.

아울러 독일과 일본은 다른 나라에 비해 암 치료에 있어 대체의학(Alternative Medicine) 또는 통합의학(Integrative Medicine)에 대한 연구와 임상 사례가 매우 풍부하였기에, 많은 자료를 수집하고 검토했다. 또 미국을 비롯하여 멕시코, 남미 등에서 사용되는 민간요법들에 대하여도 알아봤다. 지구상에 그 무엇이라도 사랑하는 딸아이에게 적용될 방법이 있다고 꼭 믿고 싶었기 때문이다.

나는 마음이 급했다. 그래서 진짜 특효약, 완치 방법만을 찾으려고 했다. 하지만 알면 알수록 그런 처방은 없다는 것이 분명해졌기에 희망도 빛을 잃어갔다. 단지 시간이 흐르고 암에 대한 지식이 쌓일수록 흐려져 있던 그림이 퍼즐 맞추기를 하듯 한 조각씩 제자리로 끼어 들어 가면서 암에 대한 발병과 치료에 대한 전체적인 모습이 보이기 시작하였다.

그러나 그 퍼즐이 맞춰질 때까지 딸은 기다리지 못했다. 유난히 하늘이 높고 파랗던 어느 가을날, '감사'라는 말을 남긴 채 그녀는 하늘로 떠났다.

암에 대한 수없이 많은 자료를 찾고 검토하는 과정에서 나는 몇 가지 안타까운 사실을 발견하였다. 지난 30년 동안 우리나라를 비롯하여 전세계 암치료 기술은 놀랍게 발전했다. 표적치료제 개발 및 부작용이 적은 항암제들이 개발되어 거대 제약회사들에 의해 상업화되었다. 또 암 부위를 수술하는 외과적인 기술과 암을 조기진단 하는 검사방법도 상상을 초월할 정도다. 그뿐만 아니라 암 전문 병원의 수도 기하급수적으로 늘어나면서 암 치료 시설들이 현대화되었다. 또 어느 국가든지 암을 완치 또는 제대로 치료할 수 있다는 암 전문 의사들이 언론 또는 방송 등에서 엄청나게 주목을 받기 시작했다.

그런데 왜 우리나라를 비롯한 전 세계의 암환우 숫자는 줄기는 커녕 기하급수적으로 증가하는 것일까? 왜 수많은 암 전문 병원에 환우는 많고 의사는 부족한가? 왜 암 전문 의사 한 명이 하루에 수십 명의 암환우를 진료해야 하는가? 그 짧은 시간과 기계적인 진료 가운데 암환우들의 운명이 과연 결정되어야만 하는가? 표준치료를 마치고 집에 돌아온 암환우들은 왜 병원의 꾸준한 관리 없이 그저 정보의 홍수 속에서 혹독한 시행착오를 겪어야만 하는가? 5년, 10년 또는 미래에 암환우가 될지도 모를 젊은이들이 미리 그 고통을 피할 수는 없을까?

암의 예방이란 진정 불가능한 것인가? 암으로부터 나와 내 가족을 보호할 예방법은 진정 없는가?

2009년 가을, 사랑하는 딸을 내 가슴 깊은 곳에 묻었다. 그 후, 딸이 남긴 이 질문에 답을 하기 위해 남은 생을 보내기로 마음먹었다.

그렇게 시작된 곳이 바로 '태초먹거리 학교'다. 태초먹거리 학교는 시작일 뿐이다. 비록 현재 완전하지는 않지만, 많은 사람들에게 평안함과 자신감을 회복시켜 주는 곳이다.

학교도 함께 지었다.

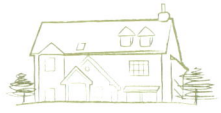

태초먹거리 학교를 시작하려니 장소가 필요했다. 산과 물이 있고, 또 대전에서 그다지 멀지 않은 곳을 찾아다니기 시작했다. 학교를 건축할 토지와 건축비도 내가 감당할 수 있어야 하였기에, 2008년 여름방학 두 달 동안 매일 아침 차를 몰고 대전에서 1시간 이내에 있는 모든 지역을 헤매고 다녔다.

감사하게도 내가 가진 재정적 능력에 적절한 토지를 8월에 샀고, 9월부터 건축이 시작되었다. 마침 2008년이 안식년이었기에 옥천 태초먹거리 학교를 건축할 때 현장 감독을 직접 하였다. 건축하시는 분들과 함께 기쁨과 어려움을 나누면서 아무것도 없었던 밭에 건물이 자리를 잡게 되었다. 원래 들깨를 키우던 밭에 허가를 받아 건축을 진행해서 그 해에 들깻잎을 많이 따서 들깨장아찌를 담가 먹었던 기억이 새롭다.

땅을 파서 기초를 하고 그 위에 목조건물이 하나씩 세워져 가는 모습을 보면서 육체적으로 고통을 받고 있는 사람들이 단단한 기초 위에서 건강이 회복되기를 진심으로 바라면서 건축을 진행하였다. 건축을 담당하는 건축회사 사장님과 모든 직원이 감사하게도 나와 똑같은 생각으로 땀을 뻘뻘 흘리며 정성을 다하여 일하시던 모습은 지금도 눈에 선하다.

육체적으로 허약한 분들이 오시기 때문에 평안함을 건축의 가장 기본적인 개념으로 삼고 모든 건축 재료를 구할 때, 이런 사항들을 신중하게 고려했다. 인터넷으로 검색도 하고 이곳저곳 돌아다니면서 가장 적절한 건축 재료를 구하기 위해 노력했다. 모든 건축 재료는 친환경 목재를 사용하였으며, 접착제 등을 사용하지 않는 방법을 찾아가면서 지었다.

전등 하나를 구하기 위해 며칠을 헤매기도 하고, 알맞은 주방기구를 구하려고 여러 마트를 방문했던 기억들이 그립다. 방문자들이 지금의 모습을 보면 원래부터 그냥 달린 커튼 같겠지만, 태초먹거리 참가자들이 평안과 자신감을 회복할 수 있는 색깔과 무늬의 디자인을 찾아 많이도 돌아다녔다. 온 정성을 쏟아 옥천 태초먹거리 학교를 짓고자 했다. 그리고 태초먹거리 학교를 통해 우리 딸도 건강이 회복되기를 바랐지만….

옥천 태초먹거리 학교는 그렇게 시작되었다.

처음에는 주로 암환우들이 참석하였는데, 시간이 지날수록 건강에 관심있는 많은 사람들이 참석하기 시작해 현재는 다양한 사람들이 참석하는 태초먹거리 학교로 진행중이다.

태초먹거리 학교는 혼자서 할 일이 아니라, 모든 사람들이 함께 동참하여 진행해야 하기에, 자연스럽게 리더양성이 필요하였다. 그래서 리더양성에 필요한 교재를 만들기 위한 시작으로 이 책을 출판하게 되었다. 이 책을 출판하기까지는 많은 분들의 도움이 있었는데, 먼저 아내 석혜원과 아들 이창도에게 감사한다. 고통과 아픔 가운데 있는 많은 분들에게 도움을 주고자 묵묵히 헌신하고 있는 가족에게 감사를 드린다. 아울러 태초먹거리 학교에서 헌신하는 많은 자원자들에게도 감사의 말씀을 드린다. 그리고 그리심 류수환 대표, 서소라 씨를 비롯한 그리심 직원들, 그리고 원고를 진솔하게 다시 정리해준 임연정 씨에게도 감사의 말씀을 드린다. 아울러 딸이 찍은 사진들을 모아서 추모 사진전을 개최한 선배, 친구들, 그리고 성신여대 총장님을 비롯한 학과 교수님들에게 감사의 말씀을 드린다.

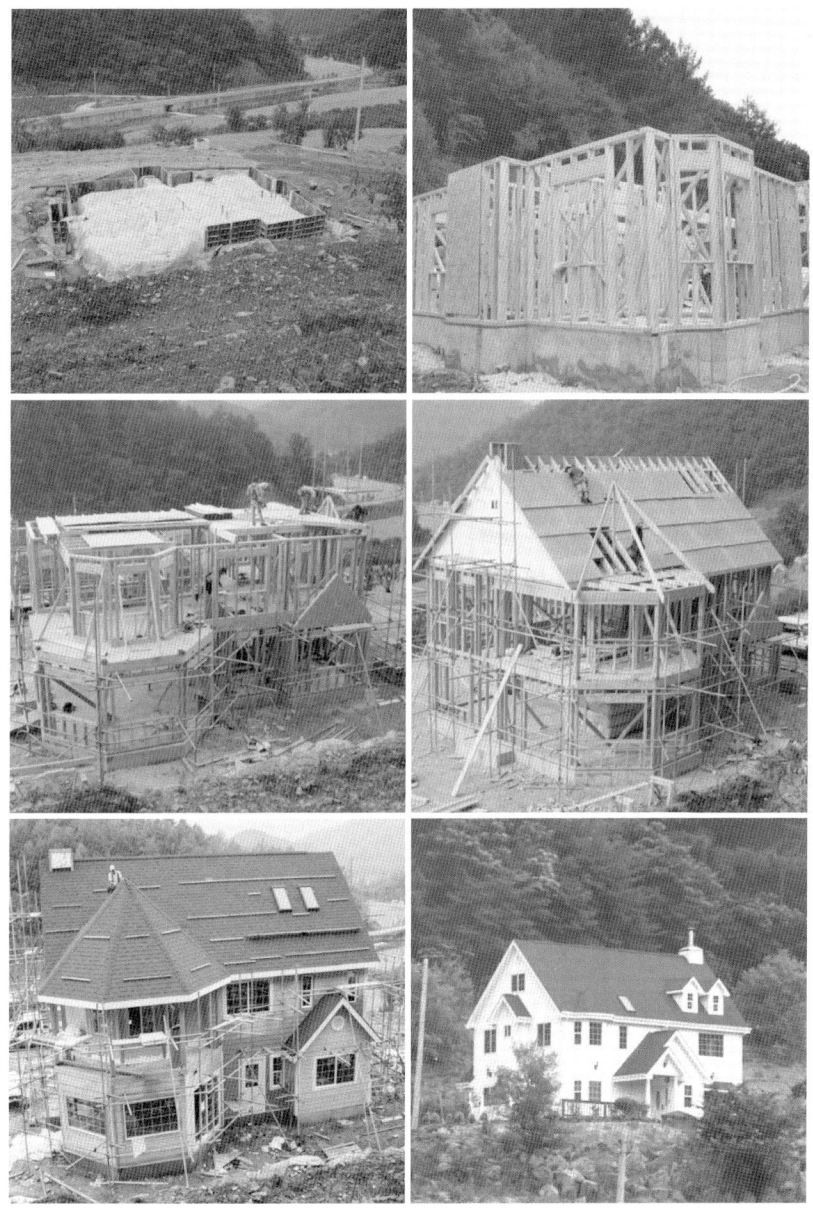

태 · 초 · 먹 · 거 · 리

과거

태초에 사람은 어떤 모습으로
만들어졌는가.

흙집

아름다운 몸매와 미모를 자랑하는 배우나 가수를 보면 태어날 때부터 우리와는 많이 다른 사람처럼 보인다. 하지만 특별해 보이는 그들도, 평범한 우리도, 몸의 성분을 화학적으로 분석해보면 모두 같다.

그리고 한 가지 재밌는 사실은 그 성분이 흙과 물의 성분과 같다는 것이다. 사람의 뼈와 같이 단단한 부분은 흙의 주요 성분과 화학적으로 일치한다. 또 혈액과 같은 액체성분은 칼슘, 칼륨, 나트륨, 마그네슘 등으로 바닷물의 성분과 화학적으로 같다. 그렇다. 인체를 구성하는 성분을 화학적으로 분석해보니 흙과 물의 성분과 같다는 사실은 인간도 자연에 속한다는 것이다. 따라서 인간은 자연의 법칙에 순응해야지 거슬러서는 살 수가 없다. 그렇기에 사람은 반드시 토양과 물로부터 영양분을 공급받아 생명을 유지하게 돼 있다.

톱스타도, 국가대표 선수도, 재벌도, 대통령도, 평범한 우리도, 누구든지 죽으면 몸은 흙과 물로 돌아간다. 죽은 후에 매장하든 화장을 하든 장례 방법에 관계없이 물과 흙으로 돌아가는 것이다. 그래서 사람을 '흙집'이라고 부른다. 우리는 걸어 다니는 "흙집"이다.

사실 흙으로 지은 집은 유지와 관리가 참 중요하다. 문짝이 고장 나거나 하수도가 막히면 수리를 해가면서 사용하고 날마다 청소를 열심히 해야 한다. 일 년만 관리를 안 해도 이곳저곳에 잡초가 무성하다. 그렇기에 사람의 몸도 흙집을 돌보듯 해야 한다.

'60년 산 이계호'라는 흙집을 한번 들여다보자.
이곳저곳 고장 난 곳이 한두 곳이 아니다. 눈이라는 창문은 고장 난 지 오래지만, 수리할 수 없어 '안경'이라는 덧문을 달았다. 60년 동안 사용한 머리카락이라는 지붕은 색이 많이 바래져서 희끗희끗해졌다. 그러나 다른 사람들에게 '이계호'라는 흙집을 잘 보이기 위해 매일 아침 세수와 목욕을 하며 깨끗하게 청소를 한다.

나와 같은 집에서 같은 방과 같은 이불을 사용하고 있는 아내 '석혜원 흙집'은 예쁘게 보이기 위해 붉은색 립스틱을 정성을 다해 입술에 바른다. 집의 문을 빨간색 페인트로 예쁘게 칠하는 것과 같은 이치다.

누구나 다 마찬가지다. 사람들은 각자의 흙집을 고장 없이 오랫동안 예쁘고 깨끗하게 관리하기 위해 페인트칠(화장)도 하고, 청소(세수 및 목욕)도 하고, 빛바랜 지붕(머리카락)을 염색해서 검은색으로 치장하곤 한다. 이처럼 사람들은 각자의 집을 온 힘을 다해 관리하고자 하는 열망이 있다. 그러나 대부분의 사람은 자신들의 집은 절대로 무너지지 않는 철근 콘크리트로 지은 집이라고 착각하곤 한다. 특히 10년, 20년 밖에 되지 않은 새집이라고 생각하는 젊은 사람들은 50년 또는 60년을 사용하고 난 다음 집을 관리하면 된다고 생각한다. 그러다 인생의 태풍이 휘몰아쳐 집 이곳저곳이 망가지면 그때서야 두려움에 부랴부랴 보수작업을 한다. 이미 무너지고 망가진 후에 고치려고 하면 몇 배의 노력과 시간을 투자해야 하는데도 말이다. 또한, 회복할 수 없는 경우도 많다. 다만 한 가지 다행인 것은 제대로 지은 흙집은 잘 관리하면 시간이 지날수록 더욱 견고해지는 특징이 있다는 것이다. 흙집은 주인의 노력과 애정으로 더 강한 내구성을 갖게 된다.

우리는 걸어 다니는 "흙집"이다.
그래서 반드시 "관리"를 해야 한다.

'먹거리'란 무엇인가?

앞서 말했듯 사람의 몸은 고체와 액체성분으로 구성되어 있는데 고체는 뼈와 같이 단단한 성분으로 흙과 화학적 성분이 비슷하고, 혈액과 같은 액체는 바닷물과 그 성분이 비슷하다. 사람이 살아가기 위해서는 흙과 바닷물로부터 받은 영양분이 필요하고, 그 영양분을 사람에게 전달하기 위해 동물과 식물도 존재하는 것이다.

사람이 흙으로부터 영양분을 공급받는다고 무작정 흙을 퍼서 먹을 수는 없지 않은가? 바닷물로부터 영양분을 받는다고 바닷물을 벌컥벌컥 들이킬 수도 없는 노릇이다. 이 때문에 식물과 동물이 존재하는 것이다. 좀 더 단면적으로 말하자면 다양한 맛과 향기로 각양각색의 식성을 가진 인간들에게 맞춤형 영양분을 공급해주기 위함이다.

예를 들면 식물은 흙에 뿌리를 내리고 흙에서 필요한 영양분을 뿌리를 통해 빨아들인 후 열매, 잎, 줄기, 그리고 뿌리 등에 농축해서 사람에게 공급하고 있다. 그리고 식물이 공급하지 못하는 영양분은 식물을 먹는 초식동물 또는 초식동물을 먹는 육식동물을 통해 사람에게 공급된다.

바다 역시 마찬가지다. 바닷물의 영양분은 플랑크톤을 통해 작은 고기에게 전달되고, 작은 고기는 다시 큰 고기로 연결되는 먹이사슬을 통해 사람에게 공급된다. 또한, 미역, 김, 다시마 등 다양한 해초류를 통해서도 바다의 영양을 섭취하게 된다.

이렇게 식물과 동물이 땅과 바다에서 다양한 종류의 영양분을 흡수하고 사람에게 전달하기까지는 수많은 과정이 필요하고 그 가운데 자연에 소속된 조력자들의 도움도 받게 된다. 플랑크톤도 그 조력자 중 하나이고, 흙 속에 있는 영양분을 분해하는 각종 미생물도 매우 중요한 역할을 맡고 있다. 자연의 한 부분인 동식물이 사람에게 전달되기까지 어느 하나 중요하지 않은 과정이 없다는 말이다. 모든 과정 하나하나가 자연의 법칙으로 질서정연하게 작용하고 있다. 무심코 먹는 산나물 한 접시, 미역, 다시마 등도 모두 그 신비로운 과정에 의해 우리의 입으로 들어가는 것이다. 단지 눈으로 일일이 확인하지 못하기 때문에 그 중요성을 깨닫지 못할 뿐이다. 숨을 쉬지 않고는 단 1초도 살 수 없으면서 공기의 절실함을 깨닫지 못하는 것처럼 말이다.

인간의 수명

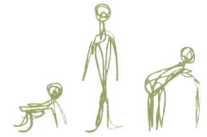

"다 먹고 살자고 하는 일인데."
우스갯소리 같지만 맞는 말이다. 사람은 먹지 않고는 살 수 없다. 바꾸어 말하면 우리가 매일 먹는 먹거리가 우리 삶의 중심적인 역할을 한다는 이야기일 수도 있다.

우리가 먹는 밥은 탄수화물이다. 이 탄수화물이 소화되면서 포도당을 생산해 살아가는데 필요한 에너지를 공급한다. 또 고기에 포함된 단백질은 아미노산을 생산해서 우리 몸의 세포 형성에 가장 기초적인 재료가 된다. 사람의 몸은 약 70조 개의 세포로 구성되어 있는데 그 중 약 300~500억 개의 새로운 세포는 우리가 매일 숨 쉬고, 먹고, 마시는 것을 재료로 삼아 생성된다. 좋은 것을 먹으면 좋은 세포가 생성되고 나쁜 것을 먹으면 나쁜 세포가 만들어지는 것이다.

그럼 좋은 재료만 많이 챙겨 먹으면 나쁜 세포는 전혀 생기지 않는 것일까? 꼭 그렇지만은 않다. 그 이유는 바로 '활성산소' 때문이다. 건강과 노화에 관심이 있다면 누구나 한 번쯤은 활성산소에 대해 들어봤을 것이다. 쉽게 설명하자면 우리 몸에 들어온 음식물이 에너지를 내는 과정에서 생기는 연기나 재 같은 것이다.

땔감을 태우면 빛과 열이 생기는 대신 연기와 재가 남지 않는가. 이 재는 때론 '양잿물'과 같은 독극물이 되기도 한다. 활성산소 역시 우리 몸속에 남아 세포 구조를 손상시키거나 기능을 잃게 하고 각종 질병과 노화의 원인이 되는 것이다. 그렇다고 해서 활성산소가 아예 없는 것이 무조건 좋은 것도 아니다. 적당량의 활성산소는 외부에서 침입하는 미생물을 죽이고 살균작용을 하면서 우리 몸을 보호하는 역할을 한다. 문제는 이 활성산소가 과하게 생성될 때 생긴다. 그리고 활성산소 과잉은 너무 많은 음식을 먹을 때 발생하기도 한다. 그렇다. 사람들은 매일 먹는 음식으로 인해 생명을 얻지만 동시에 음식으로 인해 죽어가고 있는 것이다. 음식을 너무 많이 먹으면 활성산소가 과도하게 형성돼 문제가 발생하고, 너무 적게 먹으면 에너지가 적게 발생하므로 문제가 생긴다. 적당히 먹는 것이 가장 중요하다는 말이다.

건강한 엄마에게서 태어난 건강한 신생아는 보통 생후 100일 이전에는 감기에 잘 걸리지 않는다. 상식적으로 여리디여린 신생아가 더 많이 아플 것 같지만 실제로 갓난아이의 면역력은 놀랍도록 강하다. 그만큼 우리 몸의 선천성 면역시스템은 어떤 질병도 이겨 낼 수 있을 정도로 완벽하다는 것이다. 거기에 백신과 같은 예방주사를 맞아서 생기는 후천성 면역력까지 더해진다면 사람은 어떤 질병도 이겨 낼 수 있을 정도의 면역력을 갖추고 있어야 한다.

그런데 왜 아픈 것일까? 왜 질병으로 고통 받고 면역력이 약해져 죽음을 맞이하는 것일까? 문제는 습관에 있다. 나이가 들면서 먹거리, 환경, 생활 등의 모든 습관이 자연 중심이 아닌 세상 중심으로 학습되기 때문이다. 자연스러운 음식을 먹고 자연 속에서 자연을 중요시하며 살아야 하는데 그렇지가 못하다. 그래서 면역력이 떨어지고 모든 질병이 시작되는 것이다.

면역력이 온전하게 가동된다면 사람의 생리학적 수명은 120세이다. 120세를 살지 못한 사람은 자연의 법칙에 불순종한 부분이 있다는 뜻이다. 자연의 법칙을 알고 있으나 불순종했든지, 몰라서 불순종했든 간에 면역력을 제대로 관리하지 못해 120세의 수명을 다하지 못하고 있는 것이다. 그래서 건강하게 120세를 살고 싶다면 '자연인'의 삶을 살아야 한다. '자연인'이라고 하면 많은 사람이 오해 할 것이다.

'모든 것을 정리하고 시골에서 농사를 지으며 전원생활을 해야 하나' 하는 생각을 할 수 있는데 그렇지 않다. 도시에 살든지, 시골에 살든지, 단독주택에 살든지, 아파트에 살든지, 어떤 직업을 갖든 관계없이 '자연에 순응하는 삶'을 사는 사람이 '자연인'이다.

세상에 휘둘리며 사는 삶이 아닌 자연에 동화되어 스스로를 바로 세우는 삶, 그것이 자연인의 모습이다. 그리고 누구나 그런 삶을 살아야 한다.

인간의 원래 모습

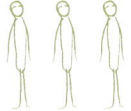

사람은 태어날 때 누구나 하나씩 구명조끼를 가지고 태어난다. 세상이라는 힘겨운 바다에 던져질 것을 대비한 것이다. 힘난한 파도와 삶의 힘든 순간으로부터 우리를 지키고 보호해주는 구명조끼. 그것은 바로 '기쁨'이다. 기쁨의 구명조끼를 입고 벗는 것은 자신의 의지이며 입었을 땐 어떤 고난도 이겨낼 힘이 되지만 벗고 나면 잔잔함 가운데도 한없이 깊은 곳으로 추락하고 만다. '기쁨'이 사라지면 죽는 것이다.

물고기는 물속에서 살게 돼 있고, 아름다운 장미꽃은 흙 속에 뿌리를 내리고 영양분을 빨아들이며 살게 돼 있다. 물고기가 어느 날 육지가 욕심나서 땅 위로 나온다면 결국 죽을 수밖에 없다. 장미 역시 일탈을 꿈꾸며 땅을 박차고 나온다면 일정 기간 향기는 지속되겠지만, 생명은 사라진 꽃이 된다.

사람은 기쁨에 뿌리가 있고 그 안에서 살아갈 때 진정한 생명력을 느낄 수 있다. 명예, 권력, 재물을 다 소유한다 해도 기쁨을 느끼지 못한다면 아무 소용이 없다.

도로 위를 달리는 수많은 자동차도 결국엔 어딘가 목적지가 있으며 쉬지 않고 평생을 달리는 자동차는 없다. 우리의 인생도 마찬가지다. 결국엔 모두 행복과 기쁨의 목적지를 향해 달리고 있는 것이다. 불행해지기 위해 사는 사람이 있는가? 고통스럽게 사는 것을 원하는 이가 있는가? 실수로 물 밖에 나온 물고기가 후회하며 물로 돌아가길 원하듯이 사람도 시행착오를 겪으며 기쁨을 회복하기를 간절히 원하게 된다.

그렇다면 마냥 기쁘게 살면 되는 것인데, 왜 그러지 못하는 걸까? 문제는 '본능'에 있다. 사람의 본능은 동물의 그것과 같다. 그 본능을 이성이 관리하고 있기 때문에 우리의 모습이 동물과 다른 것이다. 하지만 기본적으로 매일 먹어야 하는 식욕, 무언가를 끊임없이 가지려는 소유욕, 무리 속에 군림하려는 권력욕과 명예욕, 종족유지를 위한 성욕은 사라지지 않고 끊임없이 삶의 중심에서 기쁨을 방해한다.

그런 본능을 통제하기 위해 사람들은 법과 규율을 만들었고 그 틀 안에서 타협하며 살아가는 것이다. 하지만 그것은 단지 타협일 뿐 본질까지 바꾸지는 못한다. 실제로 많은 사람이 동물적인 본능에 따른 쾌

락에 빠져드는 모습을 보이기도 한다.

미국의 TV 방송 중에 높은 시청률을 유지하며 인기리에 방영하였던 '제리 스프링거 쇼(The Jerry Springer Show)'라는 토크 프로그램이 있다. 주로 진행자가 논란의 소지가 있는 출연자와 함께 대화를 나누고 반대의견을 갖고 있는 방청객과 출연자들이 서로 싸우는 방식의 프로그램이다. 예를 들면 흑인을 경멸하는 인종차별 단체 'KKK' 단원들이 출연자로 나오고, 방청객은 주로 흑인들로 구성되어 출연자와 방청객이 서로 욕하고, 때리며 싸우는 모습을 그대로 방송하는 프로그램이었다. 이 프로그램에서 아직도 기억에 잊히지 않는 출연자가 있다. 한 부부였는데 이 둘은 친아버지와 친딸의 관계였다. 미국에는 비공식적이지만 친딸과 결혼해 가정을 꾸린 아버지들이 상당수 존재한다. 그리고 방청객으로는 남편의 아내이자 그녀를 낳은 어머니와 가족들이 있었다. 결혼한 친딸과 친아버지는 당당히 고개를 들고 서로의 손을 맞잡고는 전국에 방영되는 TV프로그램에서 "서로 사랑하는 사람들이 결혼하는 것이 왜 잘못되었느냐?"고 목소리 높여서 이야기하고 있었다.

사람답게 산다는 것에는 많은 의미가 포함되어 있다. 동물이나 식물이 누리지 못하는 수많은 권한을 가진 만큼 지켜야 할 의무와 통제해야 할 것이 있다. 하지만 사람의 권한과 권력이 커질수록 반대로 그것을 제어하지 못하고 본능을 따라 살아가는 경우도 늘어나고 있다. '사람'이라는 허울을 뒤집어쓴 동물과 다름이 없는 것이다.

사람답게 산다는 것은 기쁨을 찾아 행복을 누리며 사는 과정이다. 사람다운 기쁨이 주는 값있는 행복이야말로 사람의 가장 처음 모습인 '자연인'으로의 삶을 사는 근본적인 해답이 됨을 기억해야 한다.

인간의 정신과 육체

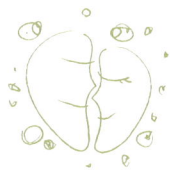

몸은 아프지만 마음이 편한 쪽과 마음은 병들었지만 몸이 건강한 쪽. 둘 중 어느 쪽이 더 나을까. 아마 쉽게 답할 수 없을 것이다. 사람의 정신과 육체. 몸과 마음은 이론적으로는 분리되어 있지만 실제로는 완벽하게 하나이기 때문이다. 어느 한쪽이 아프면 곧 남은 한쪽도 건강을 잃는다. 육체적으로 건강에 이상신호가 올 때, 물론 신체적인 질병이 원인이겠지만 그 안에는 정신적인 문제도 상호작용을 하고 있는 것이다.

아침 식탁에서 남편이 아내가 정성스럽게 준비한 보약 한 그릇을 먹고 있다고 가정하자. 그런데 그 와중에 사소한 문제로 말다툼을 하게 되면 소화분비액이 평소보다 적게 생성돼 보약을 제대로 소화하지 못하게 된다. 이렇게 되면 그것은 보약이 아니라 독약이다. 아무리 좋은 보약도 스트레스를 받는 중에는 약효를 제대로 발휘하지 못하기 때문이다.

오케스트라의 연주를 들어본 적이 있을 것이다. 수십 가지의 소리는 마치 원래 하나였던 것처럼 화음이 되어 아름다운 음악을 완성한다. 하지만 자세히 귀 기울이면 각 부서별로 악기들이 분주하게 자신의 자리에서 최선을 다하고 있음을 알게 된다. 그리고 그 화음 가운데 모든 악기의 연주를 파악하고 자신의 순서를 기다리는 심벌즈가 있다. 대부분의 사람은 오케스트라에서 스트레스를 가장 많이 받는 사람을 지휘자일 것으로 예상하는데, 지휘자보다 더 심한 스트레스를 받는 사람은 바로 심벌즈 연주자이다. 긴 시간의 공연 중에 심벌즈를 치는 기회가 1~2번 밖에 없는데도 불구하고 그들은 수개월 동안 피나는 연습을 한다. 그리고 만일 실제 공연에서 심벌즈를 쳐야 할 때를 놓치거나 틀린다면 그때 받는 스트레스는 상상을 초월할 정도로 클 것이다. 단 한 번의 심벌즈 연주가 본인은 물론 오케스트라의 조화에 큰 영향을 주는 것이다. 즉, 단 한 번의 기회라도 순서가 있고 질서 있게 진행되어야 한다는 것이다. 우리 인체는 상상을 초월할 정도로 질서 있고 조화롭게 작동되고 있다.

자동차 역시 앞바퀴와 뒷바퀴의 상호작용으로 움직인다. 자동차의 앞바퀴는 운전대에서 작동하는 대로 자동차의 진행방향을 결정할 수 있다. 그리고 자동차 엔진의 동력이 연결돼 있어서 자동차를 움직일 수 있다. 그런데 뒷바퀴는 앞바퀴와는 달리 아무 일도 하지 않는 것처럼 보인다. 하지만 뒷바퀴 중 하나라도 터진다면, 자동차는 제대로 달릴 수가 없다. 그냥 붙어있는 것 같은 뒷바퀴도 앞바퀴와 조화를 이루면서 자동차를 움직인다.

우리의 몸은 정신과 육체가 조화를 이루면서 살아가게 되어 있다. 특히 신체적 건강을 유지하기 위해서는 매일 음식을 먹어야만 한다. 배고픈 사람의 행복은 그저 음식을 배불리 먹는 것이기에 그것이 해결되기 전에는 정신적 행복을 느낄 수가 없다.

언젠가 '꽃제비'라는 북한의 아이들이 먹을 것을 구하러 중국으로 힘겹게 건너간다는 소식을 접한 적이 있다. 그 아이들은 배고픔에 지쳐 목숨을 걸고 국경을 넘었을 것이고 다행히 마음 좋은 조선족을 만나게 되면 주린 배를 채우는 행복도 느낄 수 있을 것이다. 먹는 동안 아이들에게는 어떤 말이나 행동도 중요치 않다. 그러다 어느 정도 배가 불러오면 그때야 주변의 환경이 눈에 들어오고 평온한 안도감을 느끼게 된다. 어디선가 들려오는 나지막한 피아노 선율에 기분이 좋아지고 '이런 게 행복인가!' 하는 감상에 젖게 된다. 그전에는 배만 부르면 행복할 줄 알았는데, 배가 부르니 그때야 아름다운 음악 소리가 주는 행복을 알게 된 것이다. 몸과 마음의 행복이 조화를 이루면서 '행복하다.'라고 느끼며 '이런 행복을 계속 느끼고 살려면 어떻게 살아야 할까?', '나는 왜 존재하고 앞으로의 내 생은 어떻게 펼쳐질 것인가?'라는 자신의 존재와 진정한 행복에 대한 질문을 던질 때가 바로 인간이 찾을 수 있는 행복에 대한 정신적인 답이 아닐까 싶다.

나라는 존재는 단순히 남녀의 교합으로 태어난 우연 발생학적인 존재가 아니라 이 세상에 존재할 분명한 이유를 가졌다는 사실을 깨달을 때, 참 행복을 찾을 수 있다. 또 그 행복은 지금 겪고 있는 고통과 아픔의 의미를 설명해 줄 것이다.

조화.
사람의 정신과 육체가 순리대로 조화를 이룰 때,
우리는 비로소 참 행복을 누릴 수 있다.

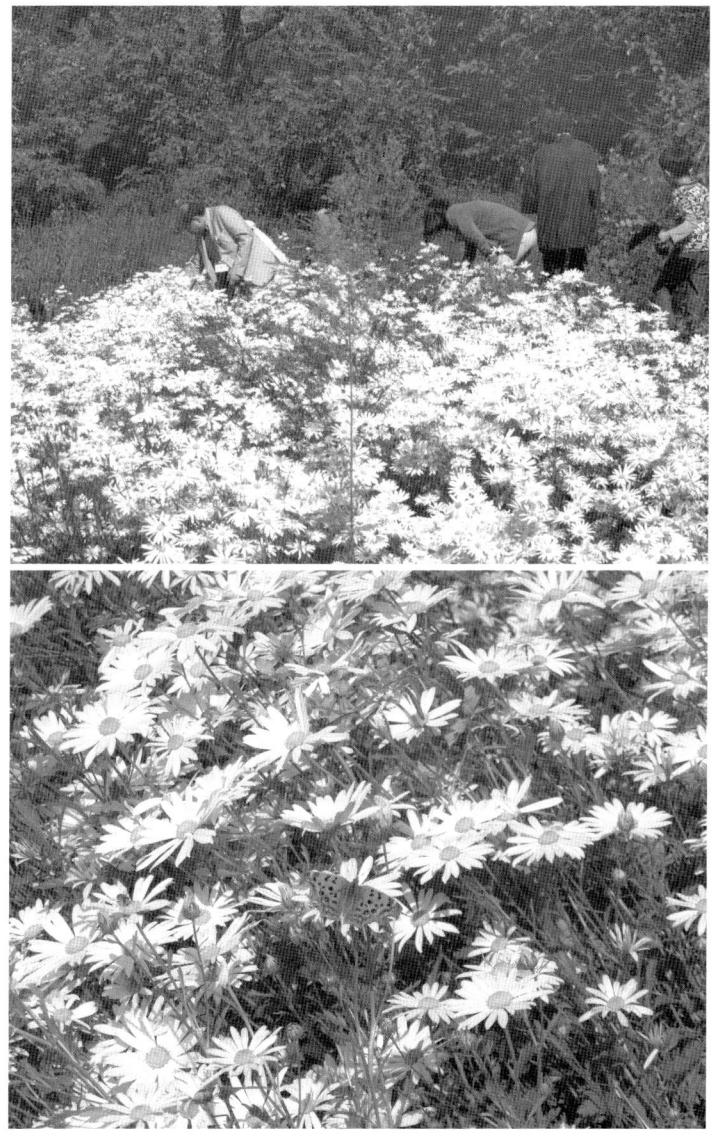

옥천 '태초먹거리 학교'에 활짝 핀 구절초

태 · 초 · 먹 · 거 · 리

현재

상처를 주고 상처를 받고
그러면서 서서히 무뎌져가는 시간.
우리는 지금 이 시간도
상처의 시대를 살고 있다.

현재 우리의 모습

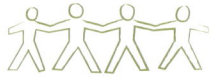

한국 사람은 성격이 급하다. 급한 만큼 열정적이고 승부욕을 갖고 목표를 꼭 이뤄내는 일종의 민족성이 있다. 불과 40~50년 전만 해도 먹을 것이 없어 소나무 껍질을 벗겨 먹으며 보릿고개를 넘겼는데 요즘은 길거리에 외제차가 넘쳐나고 공항은 해외여행을 떠나는 관광객들이 끊이지 않는다. 한강의 기적을 일구며 급격하게 발전한 우리나라는 모든 후진국과 개발도상국의 본보기가 되었는데 그 배경에는 뛰어난 적응력과 특유의 끈기, 그리고 인내가 있었다.

현재 우리나라는 국민소득 2만 불 시대에 진입해 경제적인 여유를 누리며 사는 편이다. 물론 부가 편중되면서 그렇지 않은 사람들도 많지만, 평균적으로는 부족함을 크게 못 느끼면서 여유롭게 사는 것이 우리의 현재 모습이다. 지난 30년을 돌이켜볼 때 한 가지 확실한 사실은 과거와 비교하면 가진 것이 많아졌다는 것이다. 이는 절대빈곤에 시달리는 극빈층이 상당수 사라지고, 본인만 부지런히 일하면 먹고 사는데 특별한 지장이 없다는 것이다.

그런데 문제는 거기서부터 시작이 됐다. 먹고 사는 것에 지장이 없어졌을 때, 부족함을 못 느끼며 여유롭게 살고 있을 때, 욕심이 생겼고 이상(理想)이 커졌고 사람들은 바빠졌다.

요즘은 참 다들 많이도 바쁘다. 우리 동네 세 살 난 아이는 아침 9시면 할머니와 손을 잡고 뒤뚱거리며 뛰기 바쁘다. 자기 키만 한 가방을 메고 말이다. 아이가 어린이집에 들어가는 것을 확인한 할머니 역시 노인정을 가느라 바쁘다. 안 바쁜 사람이 없다. 현재 가지고 있는 것들을 유지하기 위해, 그리고 앞으로 더 많은 것들을 가지기 위해 밤낮으로 바쁘게 움직인다. 정작 중요한 삶의 질은 내버려 둔 채 양적으로 채우기에 급급해지는 것이다. 특히 성공하기 위해 건강을 양보하면서까지 치열하게 사는 사람은 육체뿐만 아니라 마음마저 병들고 있음을 기억해야 할 것이다.

지난 2009년 보건복지부의 암환우 발생 통계를 보면, 2009년 발생한 암환우 수는 19만 명으로 1999년에 10만 명이었던 것에 비해 두 배 가량 증가했고 남자는 72.3%, 여자는 114.9% 증가했다. 또 2009년 통계청에서 발표한 한국 사람들의 평균수명은 81세로 상당히 연장됐지만, 81세까지 살았을 때 3명 중 1명이 암에 걸리는 것으로 드러났다. 당뇨의 경우, 인구 10만 명 중 3.2명에게 발생하고 있는 것으로 조사돼 미국과 일본에 비해 높은 수치를 기록하고 있다. 또한, 만성질환 및 소아들의 성인병 발생률도 급격하게 증가하고 있는 것이 현실이다.

이뿐만이 아니다. 우리나라는 OECD 34개 국가 중 성인의 자살률이 가장 높은 나라이고 정신적인 스트레스도 많다. 그 돌파구로 술자리 '원 샷 문화'를 만들었고 덕분에 양주 소비량이 세계 최고에 이르렀다. 출산율은 세계 186개국 중에서 184등이고, OECD 34개 국가 중에서는 꼴찌를 차지하고 있다. 몸이 피곤함을 느낄 때는 휴식을 취하라는 신호인데도 불구하고, 그때마다 피로회복제를 마시고 더 열심히 일하였다. 그래서 가진 것이 많아져 삶의 양은 풍성해진 것 같으나, 그 대가는 톡톡히 치르는 중이다. 짧은 시간에 기적을 이루고 경제대국 반열에 들어선 화려한 이면 뒤에는 이렇듯 정신적, 육체적으로 삭막해진 현실과 개인주의가 팽배하고 있다.

그런데 그보다 더 근본적인 문제가 있다. 바로 행복에 대한 비관적인 태도이다. OECD 34개 국가 중에서 성인의 행복지수는 22등, 10대 청소년의 행복지수는 꼴찌라는 결과는 믿기 어려울 정도다. 요즘

10대의 대부분은 집집마다 귀하게 자란 아이들이다. 부족함 없이 가지고 싶은 것을 갖고 배우고 싶은 것을 배우고 있는 세대다. 그럼에도 이 아이들의 가슴에 행복이 없다는 건 우리의 미래 또한 행복의 보장이 없다는 이야기가 된다. 어쩌면 그 아이들에겐 행복보다 수능 점수가 더 중요할지도 모르겠다. 그리고 그 모습은 어른들에 의해 만들어진 것이다. 인격적인 삶을 위해서는 지(智), 덕(德), 인(仁)의 세 가지 요소를 균형 있게 갖춰야 하는데, 지적인 면만을 높게 평가하는 어른들 때문에 아이들도 점차 바뀌고 있는 것이다.

아이들의 행복을 위해 우리가 바꾸어야 할 것들은 무엇일까? 어떤 변화가 행복을 모른다는 아이들에게 기쁨을 줄 수 있을까? 역시나 그 해답은 가장 기본적인 것인 먹거리에 있다. 햄버거, 피자, 탄산음료와 같은 패스트푸드와 단맛에 길들여진 아이들은 그 음식의 성분 그대로 영향을 받는다. 음식 때문에 급해지고 삭막해지고 정을 잃는다는 것이다. 사랑이 담긴 음식, 엄마의 정성이 담긴 자연의 음식을 먹을 때 아이는 안정감을 느끼고 행복을 되찾을 것이다.

스트레스는 만병의 근원이라는 말이 있다. 정신적 스트레스는 면역력을 약화시키고 없던 병도 만들어 낸다. 우리나라는 OECD 국가 중에서 결핵환우의 비율이 가장 높고, 그중에서도 20대가 제일 많다. 결핵은 면역력이 저하되고 영양분이 부족할 때 특히 많이 발생하는

병으로 우리나라 젊은이들의 건강상태를 미루어 짐작할 수 있다. 키, 몸무게 같은 체격은 매우 커졌지만, 체력은 약한 것이 요즘 청소년들의 특징이다.

많이 가졌다고 꼭 성공한 것은 아니다. 부족함이 없다고 행복한 것도 아니다. 아이들의 잃어버린 행복을 찾아주는 것. 그것이 현재의 우리가 미래의 우리를 위해 할 수 있는 최고의 선택일 것이다. 기성세대들이 겪은 시행착오를 다음 세대를 짊어지고 가야 할 우리의 아들 딸들에게 똑같이 요구하고 있는 오늘의 현실이 가슴 아프다.

실패한 성공자

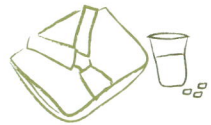

우리는 더 이상 가난하지 않다. 좋은 집도 가지게 되었고 좋은 차도 타고 다니고 입에 맞는 먹거리도 원하는 만큼 부족함 없이 먹을 수 있다. 대기업이든 중소기업이든 가내수공업 수준의 공장이든 이제는 먹고 살 만큼의 여유가 생긴 것이다. 요즘 주위를 둘러보면 성공한 사람들이 무척이나 많다. 경제적으로 많은 부를 이뤘거나 사회적으로 권력을 가진 사람들이 적지 않다. 도시 외곽으로 조금 나가 시골 길을 가다 보면 이곳저곳에서 성공한 사람들의 현수막이 휘날리는 모습을 자주 본다. "△△△씨 아들 ○○○씨가 사법고시에 합격하였습니다.", "○○○씨가 경찰청장에 취임하였습니다." 등 사법고시 합격이나 중요한 정부 요직에 취임하는 경우 그 동네에는 큰 경사가 난다.

현대 사회에서 성공을 가늠하는 기준은 비교적 명확한 편이다. 우선 돈을 많이 벌어서 부자가 되는 것, 그리고 직장에서 높은 위치에 올라서 명예를 갖는 것. 돈, 명예, 권력과 같이 소위 말하는 '힘'을 다른 사람보다 많이 가졌을 때 우리는 '성공'이라는 표현을 쓴다.

하지만 정작 성공한 사람들에게 자신의 삶에 만족하는지 질문을 한다면 긍정적인 대답이 얼마나 나올 것인가에 대해 생각해 볼 필요가 있다. 그리고 그것은 성공을 위한 길이 얼마나 삭막하고 험한가를 이야기하고 있기도 하다. 주위에서 자수성가한 사람들이 이제 좀 살만하게 되었는데 갑자기 질병으로 죽었다는 이야기를 심심치 않게 듣고 있다. 대기업에 다녀도 임원이 되기 위해서는 남들보다 더 일찍 출근하고 더 늦게 퇴근하며 일에 열정을 가져야 하고 그 과정에서 끼니를 제대로 챙겨 먹지 못하거나 과로하는 것은 일상이 되어 버린다. 어디 그뿐인가? 사회생활이라는 명목 아래 스트레스를 푼다며 술잔을 기울이고 고지방, 고열량의 음식들을 술과 함께 밀어 넣는 것이 습관이 된다.

그런 삶이 반복되고 나이가 들어 높은 지위에 오른들, 과연 행복한 삶을 살아왔다고 할 수 있겠는가? 간은 제 기능을 못해 늘 피곤하고 위염과 장 질환은 고질병이 되었고, 계단만 조금 올라도 숨이 턱까지 차오르는 몸을 가지고 늘 건강을 걱정하며 사는 삶이 과연 기쁨으로 충만한 삶이 되겠는가?

성공을 위해 건강을 양보하고 여유로운 삶을 희생한 사람은 진짜 성공한 사람이 아니다. 건강은 어떤 것과도 바꿀 수 없고 대체될 수도 없는 가치 있는 것이다. 또 건강을 지키려는 삶 가운데 가족과의 화목이 있고 웃음과 기쁨도 따라오는 것이다. 건강과 가정이 주는 기쁨을 포기하고 얻은 성공은 실패한 성공에 지나지 않는다. 누군가의 성공에 박수를 보낼 때는 그의 성공 과정 가운데 참 행복과 건강이 동반되었는지 살펴볼 필요가 있다. 그 모든 것들의 조화 가운데 성공을 이룬 사람이야말로 박수 받을 만한 성공을 이룬 사람이라 할 수 있을 것이다.

사업 또는 자기가 원하는 목표를 이루어서 진짜 성공한 사람들이 많지만, 건강을 잃어버린 성공자들을 주위에서 많이 볼 수 있다는 사실이 가슴 아프다.

상대적 빈곤감

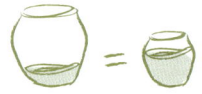

"엄마, 나 백 점 받았어!"
다섯 살짜리 유치원생이 집에 들어오면서 엄마에게 신이 나 자랑스럽게 말한다. 그 아이를 반기는 엄마의 첫 마디는 무엇일까?
"너희 반에 백 점이 몇 명인데?"
"네 친구 ○○는 몇 점인데?"
그 엄마에게 중요한 것은 아이가 백 점을 받았다는 것이 아니다. 몇 등을 했느냐이다.

요즘 아이들은 참 영특하고 선행학습도 많이 해서 공부를 잘한다. 그래서 한 반에 백 점이 여러 명이다. 그래서 백 점을 받더라도 일등이 되어야 한다는 강박관념을 갖게 된다. 여기에서 아이들은 스트레스를 받게 되고 이것이 상대적 빈곤감의 시작이다. 내가 몸담고 있는 대전에는 '카이스트(KAIST)'라는 국내 최고의 대학이 있다. 이곳은 전국의 일등들이 총집합하는 곳이다. 그런데 그곳에서는 계속 학생 한두 명씩 자살하는 사건이 일어나고 있다. 문제가 무엇일까? 결론은 간단하다. 평생 일등으로 살아오다 일등들만 모인 학교에 오니 일등은 커녕 꼴찌를 걱정해야 하는 처지에 놓인 자신을 인정할 수 없기 때문이다. 실제로 그 아이들의 실력이 떨어진 것이 아니다. 카이스트에서 꼴찌를 하더라도 밖에 나오면 여전히 똑똑한 예전 그 모습 그대로이다. 하지만 일등으로 인정받고 살아온 아이들이기 때문에 성적 순위가 떨어질 때 느끼는 절망이 너무나 큰 것이다. 상대적 빈곤감에 자신을 더 학대하고 초라하게 만들고 그러다 결국 잘못된 선택을 하고 만다. 가진 것이 너무나 많지만, 풍족함에 감사의 눈물을 흘려도 부족한 상황이지만 마음이 빈곤해서 불행을 느끼는 지금의 상황이 우리의 가슴 아픈 현실이다.

전 세계 인구 70억 중 매달 월급을 받아 저축하는 사람이 얼마나 될까? 단돈 일 원이라도 저금통장에 저축하는 사람은 전체의 10%밖에 되지 않는다. 지금 매달 천 원이라도 저축하고 있다면 최소한 세계 70억 인구 중에서 10% 안에 들어가는 특별한 사람이 되는 것이다. 학교에서 강의하면서 많은 학생을 만난다. 간혹 학생 중에는 부모님의 경제적 사정 때문에 스마트폰을 가지지 못하고 폴더 폰을 가지고 다니는 스트레스와 상대적 빈곤감에 고민하는 학생들이 있다. 그런 학생들에게 나는 말한다. 세계인구 70억 중에서 대학생이 불과 1%밖에 되지 않는 것을 아는가? 대학을 다니고 있다는 그 사실 한 가지만으로도 전 세계에서 1% 안에 속하는 특별한 사람이라고 말이다. 그리고 사실 우리나라는 IT 강국이라 유치원 아이들까지 휴대폰을 가지는 광풍이 불고 있지만, 우리나라보다도 더 잘사는 미국 대학생들도 모두가 휴대폰을 가지고 있지는 않다. 미국은 휴대폰으로 전화를 받는 사람도 거는 사람과 마찬가지로 통화료를 내기 때문에 모든 대학생이 휴대폰을 소유하지 않는 것이다. 이런 사실에도 폴더 폰을 가진 학생들이 부모를 원망하면서 스마트폰을 소유할 때까지 위축되어 다니는 것은 참으로 안타까운 일이다. 스스로 불행하다는 생각이 든다면 그것이 나의 불행인지 누군가에 의한 빈곤감인지 점검해 볼 필요가 있다.

상대적 빈곤감은 내 삶을 스스로 별 볼 일 없게 만들어 버리는 어리석은 감정임을 명심하자.

먹거리 안전은 생존경쟁

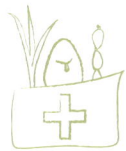

1970년대부터 우리는 잘 살아보기 위해 최선을 다하며 살아왔다. 당시의 '잘 살아보세'는 가난에서 벗어나고 산업화를 이뤄 나라를 더욱 부강하게 하는 것이었다. 그렇게 시작된 산업발전으로 우리는 정말 잘사는 나라가 되었다. 쉽게 말해 먹고살 만 해졌다는 이야기이다. 그런데 정작 먹고살 만 해지니 이제는 믿고 먹을 것을 찾는 것이 힘들어졌다. 경제적으로 잘살기 위해 이전에 우리가 누리던 환경과 자연을 너무 많이 훼손한 탓에 환경오염이 심각해 졌기 때문이다. 물과 흙, 공기까지 어느 것 하나 오염되지 않은 것이 없다 보니 우리의 먹거리에도 비상이 걸린 것이다.

그뿐만 아니라 산업체에서 생산되는 수많은 먹거리에는 상품성 향상을 위해 다양한 식품첨가제들이 사용되고 있으며 이는 우리의 건강을 해치는 주범이 되었다. 보기에 좋고 먹음직스러운 효과를 내기 위해 첨가되는 식용색소, 유통기한을 늘이기 위해 첨가되는 보존제, 좀 더 부드러운 식감을 내기 위한 각종 유화제와 팽창제 같은 화학물질이 우리 몸에 쌓이고 쌓여 병이 되고 만다.

이는 가공식품만의 문제가 아니다. 채소를 재배하는 과정에서도 생산량 증대를 위해 화학비료를 너무 많이 사용하게 되어 토양 양분의 불균형과 농산물의 영양 불균형 현상이 일어나고 있다. 또 농산물에 뿌려진 농약으로 만성질환이나 유전적 질환을 겪는 사람도 늘어나는 추세다. 더 문제가 되는 것은 지금도 보이지 않게 우리 몸에 이런 농약이나 화학물질이 쌓이고 있고 언젠가는 호르몬 대사에 문제를 발생시킨다는 점이다.

사람을 포함한 모든 생물에는 호르몬이 존재하는데, 성별과 관계없이 남성, 여성호르몬이 존재한다. 남성호르몬과 여성호르몬이 서로 조화를 이루면서 남성과 여성을 구별하게 되는데, 농약이 인체 내에 들어오게 되면 이러한 균형이 깨지게 돼 호르몬 대사에 문제가 발생한다. 호르몬 대사에 문제가 발생하면 예상하지 못했던 고혈압, 고지혈증, 당뇨병, 비만, 심혈관계 질환 등 여러 가지 만성질환이 생기게 된다. 실제로 농약을 많이 뿌린 논 주위의 개울가에 서식하는 물고기 중에 남성과 여성을 동시에 가진 양성물고기가 흔히 발견되고 있다.

이렇게 오염된 토양, 강, 바다에서 생산된 농·축·수산물에 포함된 중금속은 '침묵의 살인자'이다. 중금속이 인체에 들어오게 되면 주로 신경계통의 단백질과 결합해 여러 가지 신경성 장애를 유발한다. 특히 중금속은 체내에 오랫동안 서서히 축적되면서 다양한 만성질환으로 나타나게 되는데 과격함, 폭력성, 집중력 저하, 학습능력 저하, 불임, 유산, 만성피로 등과 같은 만성질환의 원인이 되고 있다.

지난 10여 년 동안 우리나라의 평균 수명은 꾸준히 증가하는 추세를 보이고 있지만, 만성질환을 포함한 암환우 발생률도 동시에 증가하고 있다는 통계를 주목해야 한다. 질병에 관한 치료기술 발전과 영양분을 충분히 공급받아 수명은 계속 증가하고 있지만, 유해 물질로 오염된 환경과 먹거리를 통해 생태계 및 인체는 만성질환으로 고통 받기 시작하고 있다. 이것은 비단 우리 세대만의 문제가 아니다. 우리가 만들어 놓은 환경이 우리 아이, 그 후손들에게까지 전해져 더 큰 악영향을 주게 되는 것이다.

예를 들면 공장이나 광산 등에서 폐수로 흘려보낸 산업폐기물에 함유된 카드뮴, 납, 크롬, 아연 등의 중금속이 토양 속에 스며들어 쌓이게 되면 토양은 회복 불가능한 상태로까지 오염될 수 있다. 그리고 그 토양에서 자라는 농작물은 중금속을 함유하고 있고, 후손들이 이를 섭취한다고 생각해보자. 이는 심각한 건강문제를 일으킨다.

먹거리의 안전은 단순히 건강관리의 차원이 아니다. 이것은 결국 우리 아이들에게 물려줄 환경에 관한 문제다. 지금 이 순간도 눈에 보이지 않는 유해 물질과 중금속이 나와 내 가족, 우리 아이들의 몸에 쌓이고 있다. 또 이것은 급성질환이 아닌 만성질환으로 나타나기 때문에 그 심각성을 깨닫지 못하게 되니 그만큼 더 위험한 것이다.

먹거리 안전은 이제 선택이 아니라 필수인 상황에까지 이르렀다. 내가 지켜야 하고, 우리가 지켜야 하고, 국가가 제도적으로 지켜야 한다. 그리고 단기간 투쟁이 아니라 지속적으로 투쟁해야 할 장기적인 문제라는 점을 모든 사람이 인식하는 사고선환이 필수이다. 나 혼자만, 우리 가족만 주의하면 되는 것이 아니라 한 사람이라도 더 안전한 먹거리에 대한 인식이 바뀌는 인식전환 운동이 필요하다. 나 혼자 아무리 노력해도 세상이 변하지 않는다면 우리 아이들은 앞으로 중금속이 농축된 채소와 항생제의 결집체인 고기를 먹을 수밖에 없을 것이다. 이것은 선행학습을 시키고 영어공부를 시키는 것보다 몇 십, 몇 백 배는 더 중요한 부모로서의 역할이고 책임이다.

먹거리는 전쟁이다.

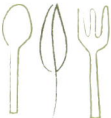

'전쟁'이라는 단어는 아무 상황에서나 쓰는 표현이 아니다. 절박함과 치열한 생존이 걸린 싸움을 뜻하는 극단적인 단어다. 그만큼 지금 우리의 먹거리에 관한 문제는 심각한 수준이고 그에 대한 사람들의 관심 또한 치열하다. 무엇이 몸에 좋다는 말만 나와도 모두가 귀를 쫑긋 세우고 관심을 둔다. 특히 나이가 들고 건강에 자신이 없어질수록 건강한 먹거리에 대한 관심은 커진다. 어쩌면 지금의 이 상황은 살기 위한 인간의 본능에 의한 것일지 모른다.

몇 해 전, 인도네시아에 거대한 쓰나미가 해안지역을 덮쳐 수십만 명의 인명피해가 난 적이 있다. 일본에서도 비슷한 쓰나미가 발생해 심각한 피해를 보았다. 그런데 재미있는 사실은 쓰나미가 해안지역을 덮쳤을 때 도시 곳곳에 숨어 있던 쥐는 단 한 마리도 죽지 않았다는 것이다. 오히려 집에서 키우는 소, 돼지, 염소들은 죽었는데도 말이다. 먼 바다에서 해일이 일어나면 쥐들은 고유의 지진파를 본능적으로 감지한다. 그리고 쓰나미가 몰려와서 땅을 덮치기 전에 안전한 곳으로 미리 피신한다. 쓰나미가 덮쳐서 쥐구멍에 물이 들어오리라는 사실은 알지 못하지만, 죽음을 피하려는 본능적인 감각이 작동하는 것이다. 우리는 지금 본능적으로 생존을 위협하는 지진파를 감지하고 있다. 쓰나미를 피하려고 본능적으로 몸을 숨기는 생쥐처럼 인간도 변질된 먹거리로 인한 위험한 미래를 감지하고 있다. 따라서 유별난 관심을 가지고 건강에 좋은 안선한 먹거리를 찾아다니는 모습은 살고자 하는 본능이며 삶을 향한 의지이다.

물론 지구상의 모든 나라가 우리와 같은 형편에 놓인 것은 아니다. 아직도 훼손되지 않은 자연을 간직한 채 걱정 없이 먹고 마시는 나라도 있다. 또 그와는 반대로 먹을 것이 없고 마실 물이 없어서 하루에도 수백 명이 목숨을 잃는 나라도 있다. 하지만 인간의 욕구에 제동이 걸리지 않는다면 제아무리 천혜의 자연환경을 가진 나라도 언젠가는 위험한 상황에 놓이게 될 것이다. 그리고 그 위험한 상황은 경제성의 원칙에 의해 앞당겨지게 된다.

우리나라의 경우가 그렇다. 태초에 우리는 윤택한 땅과 풍부한 물,

무엇을 심어도 잘 자라는 축복받은 땅에 뿌리를 내렸다. 하지만 자연보다 인간이, 인간보다 돈이 우선시 되면서 결국 먹거리까지 돈벌이의 수단으로 변질되었다. 최소의 투자로 최대의 이익을 남겨야 하는 경제성의 원리에 따라 싼 재료로 그럴듯한 모양과 현혹될 만한 맛을 내어 이윤을 남기는 것에 익숙해진 것이다.

그 혹독한 결과물이 바로 '아토피(Atopy)'라는 신종 질환이다. 아토피는 몸속에 있으면 안 되는 각종 유해 물질이 음식과 환경을 통하여 몸속으로 들어와 몸이 이겨낼 한계치를 넘어섰을 때 발생한다. 면역체계가 유해 물질과의 싸움에서 지면서 가려움증 등의 고통을 통해 외부로 알리는 것이다. 우리나라 통계에 의하면 10세 이하의 어린 아이들 10명 중 3~4명이 아토피로 고통을 받고 있다. 더 안타깝게도 중·고등학교 학생들보다 초등학교 학생들이 아토피로 더 많이 고통 받고 있다고 한다. 현재 고통 받고 있는 아토피 아이들의 대부분은 선천성 아토피 환우들이다. 새집증후군이나 접착제 등에 의해 발생하는 후천성 아토피는 장소를 옮겨 환경을 바꾸어 주면 개선이 되지만, 선천성 아토피는 전혀 개선되지 않는다. 선천성 아토피 환우들은 엄마 뱃속에서 10개월의 임신기간 동안 엄마의 탯줄과 양수를 통해 엄마 몸에 축적된 많은 유해 물질을 유산으로 물려받은 것이다. 우리나라 초등학교 학생들이 중·고등학교 학생들보다 아토피 환우가 더 많다는 것은 초등학교 학생들의 엄마인 30대 주부들의 몸속에 유해 물질들이 더 많다는 것을 의미한다.

아토피의 원인이 되는 유해 물질의 종류는 헤아릴 수 없을 정도로 많다. 아토피의 가장 좋은 치료 방법은 그 유해 물질을 차단하는 것이다. 하지만 너무 많은 종류의 유해 물질이 우리의 삶을 둘러싸고 있기에 치료할 수 있는 약이 거의 없고, 단지 가려움증과 같은 증상을 완화하는 치료가 있을 뿐이다. 아이들이 성장하여 면역체계가 원래대로 회복되면서 유해 물질과의 싸움에서 이기게 되면 아토피가 완치되는 것이 일반적인 추세다. 이렇게 환경오염과 먹거리의 변질이라는 현상이 남긴 결과물을 우리의 아이들이 고스란히 떠안고 있다. 이것이 우리가 더 치열하게 먹거리를 회복하고 지켜내야 하는 이유이기도 하다. 무엇보다 새로운 생명을 세상에 내놓을 젊은 여성들은 특히 더 신경을 써야 한다. 다이어트나 외모를 가꾸는 것은 순간일 뿐이다. 후에 태어날 내 아이의 건강이 지금 내가 먹고 마시는 모든 것에 의해 결정된다는 사실을 간과해서는 안 된다.

모든 남자들이여 여성에게 좋은 먹거리를 양보합시다!

침묵의 살인자
(Silent Killer)

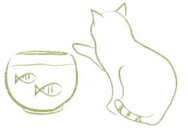

학창시절 과학 시간에 금속원소 기호를 배운 기억이 있을 것이다. 납, 카드뮴, 크롬, 안티몬, 우라늄과 같은 생소한 금속의 이름을 약자로 외우면서 대체 이걸 배워서 어디에 쓸까? 하는 의문을 품기도 했다. 그런데 요즘 그 중금속의 이름을 뉴스나 신문을 통해 접하게 된다. 이 중금속이 우리가 먹는 먹거리를 오염시키고 우리 몸에 농축되고 있다는 것이다. 참으로 황당하고 두려운 일이 아닐 수 없다. 산업의 발전은 삶의 질을 향상시키고 국민 소득에 이바지했다는 긍정적인 측면이 있지만, 그와 동시에 환경오염이라는 심각한 문제를 동반하고 있다. 오염된 물, 토양, 공기를 통해 생산된 모든 먹거리가 사람들의 건강을 심각하게 위협하고 있다는 사실이다. 특히 중금속으로 오염된 토양, 물에 의해 생산된 농·축산물 때문에 사람들의 체내 중금속 축적은 심각한 상황에 이르렀다.

중금속은 '침묵의 살인자(Silent Killer)'라고 불린다. 사람들이 평소에 의식하지 못하는 사이 오랫동안 체내에 서서히 축적되고, 과다하게 축적된 중금속은 여러 가지 만성질환의 원인이 된다. 또 이렇게 과다축적 된 중금속들은 임신기간 태아에게 영향을 끼쳐 후손들에게 유전된다는 사실을 심각하게 인식해야 한다. 특히 중금속은 신경계통의 단백질과 결합함으로써 신경성 장애를 발생시킨다는 사실은 임상학적으로 이미 증명됐으며 중금속의 종류에 따른 만성질환의 증상은 다음과 같다.

수은(Hg)은 인체에 축적되면 운동장애, 언어장애, 난청, 탈모, 잦은 유산 등의 원인이 된다. 특히 수은은 디피티(DPT : 디프테리아, 백일해, 파상풍을 예방하기 위한 백신), 소아마비, B형 간염과 같은 백신에 포함되어 있기도 하다. 위의 백신은 1988년부터 미국에서 의무적으로 신생아에게 접종되기 시작했는데, 이는 지난 1990년 이후로 자폐증 환우가 급증하게 된 것과 관계가 있다고 임상 보고되고 있다.

납(Pb)은 빈혈을 수반하고, 조혈기관 및 소화기, 중추신경계 장애를 일으키며, 특히 임산부가 납에 노출되면 저체중아를 낳거나 조산 또는 유산할 수도 있다. 또한, 어린아이의 경우 지능이 낮아지고 성장이

둔화되며 청각장애를 일으키기도 한다.

카드뮴(Cd)이 과다축적 되면 심혈관계 영향, 칼슘 대사억제, 중추장애, 피로, 식욕부진, 체중감소, 요통, 좌골신경통, 관절통, 후각상실, 빈혈, 두통, 생식장애 등의 만성질환이 나타나고, 급성인 경우는 일본에서 발생한 '이타이이타이병(일본 4대 공해병의 하나로 뼈가 물러지며 조금 움직이는 것만으로도 골절이 일어나는데, 환우가 재채기하거나 의사가 맥을 짚은 것만으로 골절된 사례가 있다.)' 같이 아주 고통이 심하다.

그리고 우라늄(U)의 과다축적 증상은 암 발병 및 신장 손상, 유전자 변형 때문인 기형아 출산, 불임, 조산 등의 발생이다. 아울러 나머지 중금속들이 과다축적 되면 다양한 종류의 만성질환이 나타나게 된다.

또한 알루미늄(Al)은 중금속은 아니지만 치매, 중풍, 신장 질환 및 뼈 연골과 같은 질환과 매우 밀접한 상관관계가 있다고 보고되고 있으며 에스트로겐과 같은 여성호르몬 대사에 영향을 주어 유방암의 원인으로 보고되고 있다. 산성비의 증가로 농·축·수산물에 포함된 알루미늄 농도가 증가하고, 현대인들이 많이 섭취하는 가공식품의 식품첨가제로 알루미늄 섭취량이 갈수록 증가하고 있기 때문이다.

앞에서 언급했듯이 우리가 매일 먹고 있는 음식을 통해 우리의 몸은 중금속으로 오염되고, 물, 토양, 대기와 같은 오염된 환경을 통해 중금속이 체내에 축적되고 있다. 하지만 음식과 환경을 통해 중금속이 체내로 전혀 들어오지 못하도록 근본적으로 막을 방법은 없다. 단지 줄일 수 있을 뿐이다. 어떤 종류의 음식을 섭취하느냐에 따라 중금속 축적 정도를 줄일 수 있으며 이미 체내에 축적된 중금속을 부분적으로 제거할 수도 있기 때문에, 매일매일 먹는 우리의 식단을 어떻게 구성하느냐가 매우 중요하다.

비록 중금속이 포함된 음식을 먹더라도 섬유질이 많은 채소류, 비타민 B, C, E 및 셀레늄 등과 같은 항산화성 물질이 포함된 색깔 있는 과일류를 먹거나 황 성분이 많이 포함된 마늘류, 요오드 성분이 많이 포함된 해조류 등과 같은 음식을 함께 먹으면 중금속 축적 정도를 낮출 수 있다. 먹거리에 얼마나 관심이 있고, 신경을 쓰고, 실천하느냐에 따라 내 건강이 결정된다는 뜻이다. 하지만 요즘 젊은 사람들은 서구화된 식단과 인스턴트식품으로 오히려 몸에 중금속을 쌓아가고 있다. 자신도 모르는 사이 건강을 앗아가는 침묵의 살인자로부터 무방비 상태로 서서히 공격받고 있는 것이다. 취업하고 스펙을 쌓고 외모를 가꾸는 그 모든 노력이 한순간 물거품이 될 수 있다는 사실을 하루빨리 깨닫고 제대로 먹고 제대로 채우는 연습을 시작해야만 한다. 너무 늦기 전에.

먹거리 변질

얼마 전 인터넷상에 '조선 시대 미인의 기준'이라는 기사가 화제가 된 적이 있다. 조선 시대 지역별 미인상을 담은 그림이 담겨 있었는데 그 기준이 지금과는 사뭇 달랐다. 요즘은 군살 없고 날씬한 몸을 선호하지만 조선 시대 미인은 일단 통통해야 했고 최근 선호하는 'V라인'은 박색 취급을 받았다고 한다. 미의 기준은 시대상을 반영하기도 한다. 조선 시대에는 먹거리가 귀했고 일을 많이 했기 때문에 대부분이 날씬했을 것이다. 그래서 통통하고 뽀얀 여성이 특별하고 아름답게 느껴졌던 것이다. 반대로 지금은 마음만 먹으면 얼마든지 먹을 수 있고 움직이지 않아도 되기 때문에 날씬함을 유지하는 것이 그만큼 힘들어진 것이다. 사실 우리에게 풍족한 먹거리가 허락된 것은 불과 수십 년밖에 되지 않은 일이다.

그 수십 년이라는 시간 동안 영양 불균형과 과다섭취로 인한 수많은 질병이 생겨났다. 비만이나 성인병은 먹고 살기 어려운 시절에는 부잣집에서나 가능했을 것이다.

요즘 아이들이 흔하게 겪는 병 중의 하나가 바로 아토피인데 아토피 역시 새롭게 생긴 질환이다. 현재 50세 이상의 성인들이 어릴 때는 '아토피'라는 단어가 아예 없었다. 하지만 지금은 아토피로 고통 받는 유아, 어린이, 청소년이 너무나 많다. 식품의 안전성 저하와 환경오염에 의해 건강이 위협받은 것이 불과 수십 년밖에 되지 않았음에도 아토피와 같은 심각한 질환으로 수많은 사람이 고통 받는 현실은 우리 미래의 단면을 보여주는 것이기도 하다. 바꾸어 말하면 앞으로 몇십 년이 지난 뒤, 아토피보다 더 고통스럽고 치료가 힘든 질환이 나타날 가능성이 충분하다는 뜻이다.

산업이 발전하면서 많은 것들이 희생되고 위협받고 있다. 아무리 최첨단 산업이라 하더라도 자연에 기반을 두고 있기 때문에 환경오염은 피할 수 없다. 그렇다면 환경을 보호할 수 있는 산업을 개발하고 발전시키면 되는 것인데 그러자니 경제성에 발목이 잡힌다. 환경보호에 따른 비용증가가 상품의 가격 경쟁력을 약화시킨다는 이론이다. 쉽게 말해 환경보호를 위해 비싼 장치를 들이고 친환경적인 시스템을 도입한다 해도 그에 따른 비용 때문에 가격이 오르면 그 상품은 비싸서 팔리지 않는다는 것이다. 하지만 이것은 코앞의 이익만을 계산했을 때 이야기다.

50~100년 동안 장기적으로 평가한다면 경제성장 원리도 전혀 다른 결론이 난다. 예를 들면, 미국 환경청은 지난 1980년 '슈퍼펀드(Super fund)법'이라고 하는 미국 환경대응 책임보상법을 제정했다. 이 법이 제정된 후 천문학적인 예산이 투입되어 산업 폐기물로 오염된 환경을 복원하는 엄청난 사업이 수행되었다. 그러나 이는 결국엔 원인을 찾아 해결하는 방법이 아닌 상황을 수습하는 대처법에 지나지 않았고 호미로 막을 것을 가래로도 막지 못하는 결과를 초래하게 된 것이다. 어차피 우리는 환경을 되살리는 일에 투자를 할 수밖에 없다. 환경은 곧 인간의 삶의 터전이기 때문이다. 그래서 빠르면 빠를수록 손실을 줄일 수 있다. 즉, 환경 친화적 산업과 정책결정의 결과들을 장기적으로 평가할 때, 국가적으로 엄청난 손실을 줄일 수 있고 아름다운 자연과 건강한 육체를 후손들에게 물려줄 수 있다.

경제발전으로 이룩한 풍요로운 재산을 물려준들, 오염된 환경에 사는 건강하지 못한 육체의 후손들에게 무슨 소용이 있을까? 오염된 환경에서 생산된 1차 농·축·수산물은 여러 가지 면에서 영양학적으로 불균형의 문제를 가지고 있다. 따라서 영양학적으로 불균형인 1차 농·축·수산물을 사용하여 경제성 위주로 가공된 현대 먹거리는 질적인 면에서 심각하게 변질되어 있는 것이다. 이런 면에서 먹거리라는 것은 나와 내 가족의 건강에만 국한되는 것이 아니라, 우리 후손들에게 물려줄 유산에 관련된 심각한 문제라는 것을 인식해야 한다.

주요 영양소와 미량 영양소

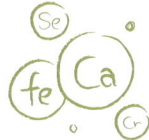

앞서 언급했듯이 사람의 뼈 성분은 화학적으로 토양과 유사하고, 인체의 액체 성분은 바닷물의 화학적 성분과 유사하다. 하지만 일반적으로 토양과 바닷물에 포함된 영양성분의 종류는 헤아릴 수 없을 정도로 많아서 실제로 어떤 영양성분이 어느 정도로 포함되어 있는지를 100% 정확하게 분석한 결과를 얻는다는 것은 불가능하다. 그만큼 영양성분의 종류는 무궁무진하다. 우리 몸을 이루는 영양성분은 함유량이 비교적 많은 주요 영양성분과 매우 작은 미량의 영양성분 등 이루 헤아릴 수 없을 정도로 다양하게 구성되어 있다. 함유량이 많은 주요 성분에는 뼈의 주성분인 칼슘, 혈액에 포함된 철분 등이 있고 셀레늄, 바나듐, 크롬과 같은 영양성분은 매우 미량으로 포함되어 있다. 쉽게 생각하면 많이 들어본 성분은 주요 영양성분이고 다소 생소한 이름의 영양성분은 미량이라고 볼 수도 있겠다.

요즘 마트를 가보면 주요 영양성분을 포함한 먹거리가 넘쳐난다. 칼슘이 든 우유, 철분을 강화한 시리얼, 비타민 D가 풍부한 치즈 등 영양성분이 첨가되지 않은 제품이 이상하게 느껴질 정도다. 이런 영양성분에 관한 활발한 연구가 진행된 것은 1900년대 초기의 일이다. 그 동안 수없이 많은 연구를 통하여 발견된 주요 영양성분들의 기능이 주목을 받았고, 이러한 기능성을 가진 영양성분들이 식품산업에 적용되면서 식품산업이 급격한 성장을 하게 된 것이다.

그런데 이렇게 건강에 도움이 된다는 주요 영양성분이 갖가지 식품에 포함되어 있고 우리는 그런 식품들을 주로 섭취하는데도 불구하고 사람들의 건강은 오히려 더 나빠지는 결과가 초래되고 있다. 무엇 때문일까? 원인은 바로 영양 불균형에 있다. 인체는 주요 영양성분뿐만 아니라 미량 영양성분까지 모든 영양성분이 골고루 균형 있게 필요하다. 그런데 주요 영양성분들은 풍부하게 포함되어 있지만, 미량 영양성분들이 결핍된 먹거리를 섭취하게 되면, 비만 등과 같은 만성질환에 걸릴 확률이 증가할 수도 있다. 즉, 미량 영양성분들이 결핍된 먹거리를 섭취하게 되면 필요한 양만큼의 미량 영양소가 채워 질 때까지 계속 먹고 싶은 식욕이 생겨서 과량의 먹거리를 섭취하게 되고, 그 결과 비만 등과 같은 만성질환에 걸리게 되는 것이다. 그 예로 패스트푸드를 들 수 있다. 패스트푸드는 필수 영양성분이 결핍된 불균형 영양성분 음식으로 열량이 많은 먹거리이기 때문에 과량섭취로 비만의 직접적인 원인이 되기도 한다.

사람의 몸은 수만 가지 영양분이 고루 갖춰졌다 하더라도 미량 영양분 하나가 결핍되면 언젠가는 고장이 난다. 그래서 영양성분을 고루 섭취해야 한다는 것이다. 중국 케산지역에 거주하는 사람들은 다른 지역 사람들보다 심장질환을 지병으로 가진 환우들이 매우 많았다. 그 원인을 밝히기 위한 다양한 역학조사를 벌인 결과 케산지역 토양에 셀레늄이라는 미량 영양성분의 농도가 매우 옅다는 사실이 드러났다. 그래서 케산지역에서 생산되는 1차 농산물에 셀레늄이 부족했고 셀레늄이 부족한 농산물을 섭취한 지역주민이 심장질환을 앓게 된 것이었다. 셀레늄도 인체에 필수인 미량 영양성분 중 하나이다. 하지만 셀레늄도 과하면 오히려 건강을 해친다.

미량으로 존재하는 바나듐이 부족하게 되면 당뇨병, 저혈당의 원인이 되고 자연유산율, 유아 사망률, 골격기형이 증가한다는 사실이 보고되고 있다. 또 인체에 미량으로 존재하는 실리콘은 자연 상태에서는 암석 등에서 가장 많이 발견되는 성분으로 부족하게 되면 동맥경화의 원인이 되거나, 머리카락이 잘 빠지게 된다는 연구결과가 발표되었다.

그리스의 델포이 신전에는 두 개의 글귀가 새겨져 있다. 첫 번째 글귀는 "너 자신을 알라" 그리고 두 번째 글귀는 "Meden Agan(그 어떤 일도 지나치거나 치우쳐선 안 된다.)"이다. 인간이 살아가면서 꼭 명심해야 할 두 개의 글귀인데 우리가 매일 먹는 먹거리에도 같은 원리가 적용된다. 먹거리로 섭취하는 영양성분 역시 지나쳐서도, 부족해서도 안 된다.

요즘 '웰빙', '로하스', '힐링'과 같은 단어들이 사람들로부터 주목받으면서 모든 사람이 건강에 대하여 큰 관심이 있다. 그래서 특별한 기능이 강조된 한 가지 종류의 먹거리를 과량으로 장기간 섭취하고 있는데 지나치면 오히려 건강이 더 나빠지게 된다는 사실을 인식해야 한다. 주요 영양성분부터 미량 영양성분까지 골고루 포함된 자연적으로 생산된 먹거리가 가장 좋은 것이다. 그럼에도 특별한 것을 찾아 주요 영양성분이 강화된 먹거리를 계속 섭취한다면 건강한 삶과는 거리가 점점 멀어질 것이다.

화학비료와 농약

'꼭두새벽 풀 한 짐이 가을 나락 한 섬이다'는 속담이 있다. 옛 농부들은 여름철 풀이 많이 나는 시기에 한낮 더위를 피한 새벽에 한두 짐씩 풀을 베어 퇴비를 만들었다. 이렇게 만든 퇴비를 논에 주면 토양의 유기물 함량을 높임은 물론 지력을 향상시켜 가을철 수확을 할 때 소출을 높일 수 있다는 뜻에서 생긴 속담이다. 그만큼 땅에는 어떤 퇴비를 주느냐가 무척 중요하다. 현재 우리가 먹고 있는 먹거리의 영양분 결핍 및 불균형도 결국 식물이 뿌리를 내리고 있는 토양의 문제에 의해 일어난다. 일반적으로 농산물을 10년 정도 재배하게 되면 토양은 영양 결핍현상이 시작된다. 인삼을 5년 동안 경작한 땅에는 더 이상 인삼을 경작할 수 없는 것과 같이 식물이 자라나는 토양은 세월이 지나감에 따라 영양 원소들을 공급받아야 하는데 여러 가지 원인으로 영양 원소 공급과정에 문제가 발생한다.

그 원인 중 하나는 화학비료에 있다. 화학비료는 N(질소), P(인), K(칼륨)가 주성분으로 식물의 체격을 향상시키는데 사용된다. 즉, 이 화학비료 사용의 주된 목적은 식물을 빠르게 많이 수확하고, 크기가 크며 모양을 보기 좋게 재배해 상품성을 향상시키는 것이다. 그 결과 식물이 향상 돼서 상품성은 좋아졌지만, 토양에 과다하게 뿌려지는 화학비료 때문에 토양의 영양분 결핍 및 불균형이 심화되고 있다는 사실을 인식해야 한다. 질소비료는 토양 속 철 성분을 식물의 뿌리가 흡수하기 어렵게하고, 칼륨비료는 Ca(칼슘), Mg(마그네슘), Se(셀레늄)의 필수 영양미네랄이 토양에서 손실되게한다. 원래 토양에는 Ca, Mg, Se 등의 성분들이 불용성으로 물에 녹지 않는 형태로 존재하는데, 칼륨비료를 과다하게 뿌리면 칼륨비료에 함께 포함된 Cl(염화이온) 때문에 수용성으로 바뀌게 된다. 따라서 비가 오면 수용성의 미네랄들이 강, 바다로 빠져나가서 미네랄이 결핍된 토양이 되고, 이와 같은 토양에서 재배된 모든 농산물은 미네랄 결핍 및 영양 불균형의 문제점을 가지게 된다.

특히 우리나라는 식량부족 문제를 해결하기 위하여 그동안 '증산'을 농업의 최대 목표로 정했었다. 그래서 상대적으로 비료를 매우 많이 사용하고 있는데 한국의 비료 사용량이 OECD 선진국에 비해 최고

223배나 많다. 2000년에 환경부가 취합한 OECD 회원국의 98년 비료사용량 통계를 보면 한국의 질소와 인 사용량은 km²당 22.3t과 10.6t이었다. 80년대 이후 한국의 비료 사용량은 질소가 12%, 인이 38% 각각 증가했지만, OECD 회원국의 질소사용량은 4% 증가하였고, 인은 24% 감소했다. OECD 회원국 중 비료를 가장 적게 사용하는 국가는 오스트레일리아로 km² 당 질소와 인의 사용량은 각각 0.1t과 0.2t에 불과했다. 한국이 오스트레일리아보다 질소는 223배, 인은 53배나 많이 사용한 셈이다. 또한, 일본과 비교하면 약 120배 정도 비료 사용량이 많다.

비료를 사용한 식물의 겉모습은 향상돼 그 자체로는 경제성이 있으나, 상대적으로 체질은 약해져 곤충 등으로부터 쉽게 공격을 받게 된다. 또한, 곤충들이 식물의 표피를 갉아 먹거나 구멍을 뚫게 되면서 상품성이 저하되는 문제가 발생하게 된다. 그래서 곤충으로 인해 저하된 상품성을 향상시키기 위해 화학농약을 사용하게 된 것이다. 결국, 농약의 사용도 사람이 화학비료를 쓰면서부터 본격화되었다고 할 수 있다.

현재 사용하고 있는 농약은 1952년에 보급됐다. 대부분의 농민들이 농약이 없으면 농사를 짓지 못한다고 얘기하고 있지만, 농약이 개발된 지는 얼마 되지 않은 셈이다. 제2차 세계대전 때 독일의 히틀러가 유대인들을 학살하기 위해 사용했던 신경가스 독약들이 전쟁이 끝나면서 쓸모가 없어지자 사람을 죽이는 대신 벌레들을 죽이기 위해 재개발한 것이 바로 현재 우리가 사용하고 있는 농약의 시초이다. 농산물에 사용되는 농약 종류는 1,000여 가지로 살충제, 제초제 등으로 구분되는데, 대부분 발암물질 또는 환경호르몬을 포함한다. 초기 농약은 주로 살충제가 대부분이었지만, 이제는 제초제가 많은 부분을 차지하고 있다. 농가에서는 인건비의 상승으로 풀을 뽑지 않고, 제초제를 살포해 풀을 죽이고 있다. 그런데 제초제를 뿌리면 풀만 제거되는 것이 아니라, 토양의 모든 미생물까지 죽게 돼 토양생태계를 완전히 파괴하게 된다. 아울러 지하수 또는 강을 오염시켜 궁극적으로는 그 물을 마시거나 사용하는 사람에게 악영향을 끼친다.

환경호르몬은 체내에 축적돼 인체의 호르몬 대사에 직접 관여하면서 호르몬의 작용을 방해하거나 교란해 심각한 질병을 발생시키고, 유전자를 변형시킨다. 인체는 남녀의 나이에 맞춰 남성호르몬과 여성호르몬이 적절하게 균형과 조화를 이루고 있는데, 인체에 축적되는 농약으로 체내 호르몬 대사의 균형이 깨져 심각한 만성질환이 발병하며, 후세에 각종 유전병의 원인이 되기도 한다.

과거보다 여성들은 남성화되어 가고, 남성들은 '꽃미남' 소리를 듣기 좋아하는 여성화가 진행되는 것도 환경호르몬이 미치는 영향이 크다. 논두렁에 사는 개구리와 물고기들 중 암컷, 수컷이 동시에 있는 양성 개구리, 물고기들이 발견되는 것도 농약이 주는 피해의 증거이다.

사과 40개를 먹어야 하나?

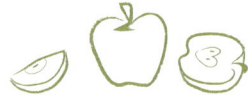

보기만 해도 건강한 기분이 느껴지는 먹거리 중 하나가 바로 '사과'다. '하루에 사과 1개를 먹으면 의사가 필요 없다.'는 속담이 있을 정도로 동서고금을 막론하고 사과는 영양이 풍부한 과일로 꼽힌다. 단지 전해 내려오는 풍월이 아니라 실제로 사과는 건강에 매우 좋은 과일이기도 하다. 그렇다면 과연 사과는 어떤 영양성분들로 구성되어 있을까? 사과의 대표적 주요 영양성분이 바로 미네랄인데, 사과에 포함된 필수 미네랄의 함유량이 세월이 흐를수록 급격하게 감소하고 있는 것으로 나타났다. 특히 그중에서도 철 함유량이 가장 현저하게 감소하고 있었다. 분석 결과를 놓고 보면, 1914년에 생산된 사과 1개와 1992년에 생산된 사과 26개 사과의 철 함유량이 같다는 것이다. 그렇다면 2013년에는 사과 몇 개를 먹어야만 1914년의 사과 1개와 같은 영양분을 섭취할 수 있을까? 아마도 40개 이상은 먹어야 비슷한 영양분을 얻을 수 있다는 결론이 날 것이다.

도대체 지난 100여 년 동안 사과나무에 무슨 일이 벌어진 것일까? 사과가 가진 영양분을 잃기까지 어떤 환경이 영향을 미쳤는지 살펴보면, 첫 번째로 사과나무가 자라는 토양이 변화된 것에서 그 원인을 찾을 수 있다. 화학비료와 농약으로 넘쳐나는 토양은 원래의 모습에서 많이 변질돼 버렸다. 그런 흙에 뿌리를 내리고 열매를 맺으니 그 결실이 전만 못한 것은 어쩌면 당연한 일이다. 둘째는 지난 100여 년 동안 사과 품종을 연구하는 모든 연구자와 사과를 생산하는 모든 생산자가 오로지 사과의 '당도'를 개선하는 연구에만 몰두하고 있다는 점이다. 같은 지역에서 재배한 사과와 복숭아를 화학적으로 분석해보면 전혀 다른 영양분들을 갖고 있다. 하지만 사과를 재배하든 복숭아를 재배하든 어떠한 사람도 사과나 복숭아가 본래 사람들에게 전달하고자 하는 영양분이 어떠한 것인지는 관심이 없고, 오로지 당도를 올리는 방향으로 지난 100여 년 동안 품종개량을 진행해왔다.

사과 품종 중에 '홍옥'이 있는데, 시큼하면서 단맛이 난다. 시큼하다는 것은 사과산(말릭산)과 같은 인체에 매우 좋은 유기산이 포함돼 있다는 뜻이다. 하지만 신맛 때문에 잘 팔리지 않아 현재는 시장에서 사는 것이 거의 불가능해졌다. 새콤달콤한 맛을 가진 홍옥이 현재 우리가 먹고 있는 맛있는 부사보다도 훨씬 더 영양성분이 풍부하지만, 단맛을 좋아하는 소비자들의 요구 때문에 시골 5일장에 가면 소량으로 구할 수 있을 정도로 거의 재배를 하지 않는다. 시장 경제의 주도권은 소비자에게 있다. 달지만 영양은 부족한 지금의 사과는 우리의 요구에 의한 결과물이다. 오로지 단맛만을 원하는 우리의 입맛에 의한 것이다.

미국 농림부 자료에 의하면 사과뿐만 아니라 다른 과일, 채소, 고기류에서도 영양미네랄 함유량이 감소하고 있으며 식이섬유, 비타민, 그리고 오메가3 등과 같은 영양분들의 함유량도 지속해서 감소하고 있다. 이러한 사실은 사람들이 과거보다 더 잘 먹고, 더 많이 먹고 있지만, 골다공증 환우의 수가 증가하고 있다는 연구결과에서 나타난다. 이는 우리가 섭취하고 있는 음식의 영양분에 심각한 불균형 또는 결핍 현상이 있다는 것을 의미하고 그것은 단지 생산자의 책임만이 아닌 소비자인 우리에 의한 것이기도 하다는 사실을 인식해야 한다.

색깔과 보기가 좋아야 한다.

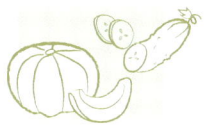

'이왕이면 다홍치마', '보기 좋은 떡이 먹기도 좋다.'는 속담은 우리가 먹거리를 선택할 때 어떤 기준을 중요시하는가를 보여주는 단면이다. 물론 맞는 말이기도 하다. 같은 영양성분과 같은 맛이라면 먹음직스러운 음식을 고르는 게 당연하다. 문제는 '먹음직스럽기만 한' 것에 있다.

먹거리의 본래 기능은 무엇인가? 원래 1차 농산물의 역할은 단순하다. 뿌리를 땅에 내리고 흙 속에 있는 다양한 영양분을 모아 뿌리, 줄기, 잎, 열매 등에 운반해서 사람이 영양분을 섭취하기 편리하게 해주는 것이다. 그런데 1900년 이후 전 세계가 급격하게 산업화를 겪으며 지난 100년 동안 농산물의 모습은 많이 변화되고 있다. 경제성 위주로 생산체계가 바뀌고 대량 생산이 시작되면서 농산물에 함유된 영양성분보다는 '보기 좋은 것'에 치중하게 되었다.

소비자들에게 선택, 판매될 수 있는 '상품성'이 농산물 재배의 첫 번째 조건이 된 것이다. 상추, 부추, 시금치 등과 같은 푸른 잎의 채소류를 생산할 때, 가능한 한 질소(요소)비료를 많이 뿌리게 된다. 질소(요소) 비료를 많이 뿌리면 푸른 잎채소는 잎이 푸르다 못해 진녹색이 되고, 잎이 넓고, 표면이 윤기 나는 상품성이 매우 뛰어난 채소가 된다.

그러나 질소(요소)비료를 과잉으로 뿌리게 되면 질산염이라는 화합물로 변하면서 채소에 약간 쓴맛이 나는데, 이런 종류의 질산염을 많이 섭취하게 되면 오히려 건강을 해치게 된다. 건강을 위해 푸른 잎 채소를 많이 섭취하라고 권장하는데, 많이 먹을수록 더 해롭다니 안타까운 현실이다.

오이, 호박과 같은 채소를 경작하다 보면 크기와 모양이 제각각이다. 긴 녀석, 짧은 녀석, 끝이 뭉뚝한 녀석, 중간이 불룩한 녀석, 활처럼 구부러진 녀석까지 크기와 모양뿐 아니라 색깔도 다양하게 생산된다. 그러나 사람들은 오이, 호박과 같은 채소들도 공장에서 자동차를 생산하듯이 모두가 똑같은 형태의 채소를 생산하기 원한다. 부모가 자식을 여러 명 출산하다 보면, 아이들도 각자 개성과 성격이 다르고 특이하다는 사실을 알게 된다. 이와 마찬가지로 다양한 모습의 채소들이 훨씬 더 자연스러운 것임을 인식해야 한다. 모습은 다양하지만, 성분을 분석해 보면 동일하다는 사실을 명심하여야 한다.

복숭아와 배를 키우는 농장에 가보면, 꽃이 피고 열매가 맺을 때쯤 모든 열매에 봉지를 씌우는 고된 작업을 한다. 봉지를 씌우게 되면 여름철의 뜨거운 햇볕을 받지 않아 껍질이 터지는 현상(열과현상)을 막을 수 있고, 전체적으로 색깔이 고와져 상품성이 뛰어난 보기 좋은 과일이 된다. 요즘 시골에는 일손이 매우 부족해 매년 봄에 열매에 봉지를 씌우는 작업을 할 시기가 오면 농민들의 가슴은 타들어 간다. 그러나 모든 과일은 뜨거운 여름철에 햇빛을 받아야만 제대로 광합성을 할 수 있고, 다양한 종류의 '항산화 물질(피토케미컬, Phytochemical)'이 풍부하게 생성될 수 있다. 여름철 뜨거운 햇볕을 받아서 비록 열매의 껍질이 쪼개지는 열과 현상이 발생할 수 있지만, 영양가가 훨씬 더 높은 본래 모습의 과일이 되는 것이다.

우리가 사람을 만나 마음을 나눌 때 중요한 것은 그 사람이 어떤 옷을 입고 어떤 차를 타고 어떤 외모를 하고 있느냐가 아니다. 물론 그것들이 한 부분을 차지하긴 하겠지만 결국에 가장 중요한 것은 그 사람의 내면이다. 어떤 마음을 갖고 어떤 생각으로 살며 어떤 가치관을 따르고 있는지를 보게 되는 것이다. 겉보다는 속이 꽉 찬 사람, 누구나 그런 사람을 필요로 한다. 농산물도 마찬가지다. 눈에 보기 좋은 농산물이 속까지 꽉 차 있을 것이라는 생각은 잘못된 것이다. 자연스럽게 재배되는 농산물일수록 특유의 자연스러운 모습을 하고 있으며 그 가운데 모든 영양분이 균형 있게 포함되어 있음을 알아야 한다. 비록 모양은 볼품없이 제멋대로 생겼지만….

녹색 잎채소의 유혹과 진실

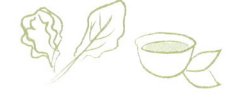

누구에게나 원하는 외모, 선호하는 미의 기준이 있다. 물론 그 취향은 사람에 따라 제각각이겠지만 누구에게나 통하는 공통의 아름다움 역시 존재한다. 가령, 봄에 흐드러지게 핀 벚꽃이나 온 산을 하얗게 뒤덮은 눈꽃처럼 자연이 주는 특유의 색은 마음을 정화하는 능력이 있다. 녹음도 마찬가지다.

들판에 펼쳐진 초록빛 잔디나 햇살에 반짝이는 청량한 초록 잎은 푸르면 푸를수록 생명력이 더해진다. 사람들이 녹색 잎의 채소를 찾는 것도 그런 이유이다. 보는 것만으로 건강해지는 것만 같은 기분이 들 뿐 아니라, 실제로 녹색 잎의 화합물에는 다양한 종류의 엽록소가 포함되어 있고 마그네슘과 철과 같은 이로운 영양성분이 가득하다. 하지만 때론 이런 눈에 보이는 건강한 색이 오히려 독이 될 때가 있다.

옥천에 있는 태초먹거리 학교 마당에는 초록빛 잔디가 펼쳐져 있는데 잔디밭 곳곳에 유난히 더 짙은 녹색으로 푸르게 잘 자란 잔디가 눈에 띈다. 그 잔디는 옥천 태초먹거리 학교를 지키고 있는 진돗개 '조이'가 산책하러 나가다가 잠시 실례(?)를 한 자리에서 자란 것이다. 따지자면 자연적 질소비료가 된 셈인데 이런 종류의 질소비료가 더 짙고 푸른색을 생산해내고 아울러 더 크고 넓은 잎을 가지는 채소를 생산하여 상품성을 높이는 결과에까지 이른다.

그렇다면 질소비료는 우리 몸에 어떤 영향을 주게 될까? 모든 것은 과할 때 탈이 나는데 녹색 잎채소를 먹음직스럽게 보이기 위해 질소비료를 많이 뿌려 채소를 키울 경우엔 그 결과가 심각하다. 질소비료에 포함된 질산염이 체내에서 니트로소아민류와 같은 발암물질을 생성하는 원인이 되기 때문이다. 건강과 생명의 상징인 녹색 잎채소는 보기 좋은 상품일수록 더 많은 비료를 사용했을 가능성이 크다는 이야기이고, 비록 보기에는 좀 꾀죄죄해 보이는 상품성이 떨어지는 채소도 햇빛을 제대로 받고 자랐다면 색과는 상관없이 건강에는 훨씬 더 유익하다는 말이기도 하다.

언젠가 지인이 일본인에게 선물 받았다는 분말 녹차를 본 적이 있었다. 사실 녹차야말로 녹색 잎채소의 결정체이니 당연히 건강에도 좋아야겠지만 알루미늄 성분이 지나치게 많이 함유되어 있다. 원래 녹차는 잎을 뜨거운 물로 우려 마시는데, 화끈하게 조금 먹고 효과를 바로 보기 위해 말린 찻잎을 분말로 만들어 직접 섭취하면서 문제가 발생하기 시작했다. 그 잎을 뜨거운 물에 우려낸다면 큰 영향이 없지만, 분말상태로 과다하게 섭취하게 되면 알루미늄을 과다하게 섭취하게 된다. 실제로 알츠하이머(치매) 환우의 뇌에는 정상인보다 알루미늄의 농도가 10배 이상 높다는 연구결과가 있으며, 또한 알루미늄이 여성들의 에스트로겐 호르몬 대사에 영향을 준다는 연구가 발표되었다.

그러므로 특히 유방암 환우는 찻잎을 분말상태로 직접 섭취하거나, 찻잎이 분말상태로 포함된 빵, 케이크, 과자, 아이스크림 등의 녹색 가공식품들을 섭취하지 않아야 한다. 이뿐만이 아니다. 빵, 과자 등을 만들 때 사용하는 팽창제(베이킹파우더, 베이킹소다 등)에도 종류에 따라 많은 양의 알루미늄이 포함되어 있기 때문에 유방암 환우는 빵, 과자 등도 과다하게 섭취하지 않는 것이 좋다. 건강에 좋다는 그 어떤 식품도 과하면 독이 되고 건강한 사람에게는 대수롭지 않은 영향을 주는 것들이 쇠약한 사람에겐 치명타가 됨을 잊지 말자.

토양이 죽어가면서 신음하고 있다.

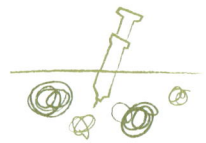

집을 지을 때 무엇보다 중요한 것은 위치이다. 좋은 위치에 고른 땅을 잘 골라 집을 지어야만 산사태나 홍수 등의 자연재해로부터 안전할 수 있다. 그것이 집을 짓는 가장 기본이고 어떤 일을 시작하든, 무엇을 만들어 내든 가장 중요한 것 역시 기본기이다.

그렇다면 농작물 재배에서 가장 기본은 무엇인가? 두말할 필요 없이 흙, 토양이라 하겠다. 그리고 그 토양에서 함께 숨 쉬며 동고동락하는 존재가 있으니 다름 아닌 미생물이다. 토양에는 칼슘, 마그네슘, 셀레늄과 같은 인체에 필요한 영양성분과 미네랄이 포함돼 있는데 특히 미네랄은 물에 잘 녹지 않는 화합물이기 때문에 비가 내려도 녹지 않는다는 특징이 있다. 그런데 토양에 포함된 모든 불용성 미네랄들이 물에 녹는 미네랄 성분으로 변화되지 않으면 식물은 토양으로부터 뿌리를 통하여 필요한 다양한 종류의 미네랄들을 흡수할 수 없다.

그래서 물에 잘 녹지 않는 종류의 미네랄을 물에 녹는 성분으로 바꿔주는 역할을 토양 속에 존재하는 다양한 미생물들이 하게 되는 것이다. 토양미생물의 종류는 헤아릴 수 없을 정도로 많다. 다양한 종류의 토양미생물 덕분에 물에 녹지 않는 미네랄들이 물에 녹는 성분으로 바뀌어 물과 함께 식물의 뿌리를 통해 열매, 잎, 줄기 등에 운반된다. 토양미생물이 존재하면 지렁이나 땅강아지도 살게 돼 토양은 스스로 생명이 살아 숨 쉬는 자연의 순환기능을 갖게 되고 바로 이렇게 살아있는 토양에서 재배되는 1차 농산물이 자연스러운 것이다. 하지만 늘 그렇듯 자연스러운 것이 가장 어렵다.

농산물 생산이 대량화, 기계화되면서 수확량 확대를 위한 잡초제거의 방법으로 사용되는 제초제가 잡초뿐 아니라 토양에 있는 미생물까지 함께 제거하고 있게 된 것이다. 그 때문에 미생물이 없는 땅은 미네랄을 녹이지 못하게 되고 이 땅에서 자란 식물들은 겉으로는 알찬 듯 보이지만 영양학적으로는 불균형적인 결핍현상이 생긴다. 그뿐만 아니라 토양은 과다하게 뿌려진 화학비료로 스스로 자생력을 잃어가고 점점 자원순환의 고리가 끊어지는 결과까지 초래하고 있으며 그 원인 중 하나가 바로 영농기계의 사용이다.

무거운 영농기계를 과다 사용하면 토양에 경반층(딱딱한 층)이 과다하게 생성되면서 식물의 성장에 심각한 문제를 발생시킨다. 경반층이 많이 있으면 식물의 뿌리가 토양 깊숙이 내리지 못하고 토양 위에 뿌려지는 질소, 인, 칼륨 성분의 화학비료로만 성장하게 되는데, 그 결과 겉보기는 좋아 상품성은 있지만 영양 불균형이 심각한 식물이 재배되는 것이다.

사람의 가슴에 상처가 반복돼서 마음에 단단한 갑옷을 입으면 어떤 좋은 말이나 생각도 쉽게 전달이 되지 않는 것처럼 우리의 땅도, 흙도 마찬가지인 셈이다.

케이지 사육

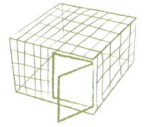

우울증이 오거나, 살이 찌거나, 스트레스가 심해져 병원을 찾으면 많은 의사가 그 처방으로 '운동'을 권한다. 운동으로 몸과 마음을 움직여야 순환이 되어 잘못된 것들도 제자리를 찾고 생명력을 얻게 되며 반대로 움직이지 않고 운동이 부족할 때 이 모든 것들이 제대로 이뤄지지 않아 불균형을 맞게 된다. 이것은 동물에게도 마찬가지로 적용되는 원리다.

닭의 경우를 살펴보면 원래 닭들은 자연 속에서 자유롭게 돌아다니며 풀과 벌레를 먹고 살아야 한다. 그리고 이렇게 닭들이 돌아다니게 되면 자연스럽게 운동이 되면서 살이 빠져 무게가 적게 나가게 된다. 그런데 닭을 사육하는 사람들은 닭의 무게가 많이 나갈수록 돈을 번다. 많이 움직여서 살이 없으면 돈이 안 된다는 뜻이다. 그래서 닭들은 본의 아니게 가로세로 높이가 각각 약 30cm인 철망(케이지) 안에서 독방생활을 하게 되는 것이다. 교도소 수감자들에게 가장 고된 형벌이 독방이라고 한다. 그 정도로 밀폐된 공간에서 받는 스트레스는 클 수밖에 없는데 닭들은 그 스트레스 속에서 몸무게를 늘이는데 주력하며 일평생을 살아간다. 운동하지 않으면 지방이 증가하여 무게가 늘어나는 것이다.

철망(케이지)은 단층도 아닌 아파트식의 고층으로 여름에는 에어컨을 작동하여 나름의 온도 조절까지 하기 때문에 이로 인해 무게는 많이 나가지만, 고기의 질은 나빠지게 된다. 바다에서도 마찬가지다. 언젠가 광어양식을 하는 친지의 집을 방문한 적이 있다. 좁은 양식장 안에 갇힌 광어들은 서로의 비늘에 찢기고 상처가 나 있는 모양새였는데 이렇다보니 항생제를 투여하지 않으면 양식을 하기 어렵다고 했다.

이 모든 것이 경제성 원리 때문이다. 최소의 투자로 최대의 이익을 남겨야 하므로 그들에게는 양이 문제지, 질이 문제가 아니다. 케이지 사육, 밀식 양식을 하게 되면 동물들은 자연히 면역력이 저하돼 다양한 질병에 노출된다. '조류인플루엔자(AI)'가 가장 대표적인 예인데 현재 치료제가 없어 조류인플루엔자에 대한 기사가 나올 때마다 농민들은 가슴을 졸이게 되는 것이다. 조류인플루엔자는 글자 그대로 조류들이 스트레스 등으로 면역력이 떨어져 추운 겨울에 독감에 걸리는 것이다. 조류인플루엔자 바이러스를 옮기는 원인이 철새라고 하는데, 왜 철새들은 독감에 걸리지 않는 것일까? 지나가는 철새들이 잠깐 들린 지역에 사는 닭과 오리들이 독감에 걸려 죽고, 조류인플루엔자에 걸린 닭, 오리들을 먹고 사람들이 죽어가고 있다.

이는 면역력이 강했다면 절대로 걸리지 않았을 병이다. 이렇게 질병에 자주 걸리기 때문에, 아주 간단하게 생각해봐도 그중에서 가장 쉽고 빠른 방법이 다름 아닌 항생제 투여이고 지금 우리가 요리해서 먹는 소, 돼지, 닭, 심지어 달걀에도 항생제가 들어 있을 수 있단 이야기가 된다. 뿐만 아니라 투여된 모든 항생제는 하천을 거쳐 강으로 흐르고, 강물은 정수과정을 통해 마시는 물로 사람에게 되돌아오고 있다. 항생제와 같이 남용된 각종 동물의약품이 토양과 물 등을 통해 사람들을 오염시키고 있는 것이 현실이다.

사람들은 사람답게 살고 싶다고 말하며 동물에게 동물답게 살 권리를 뺏는 것은 생태계를 파괴하는 지름길이다. 동물이 자연스럽게 살 수 있는 권리를 보장받을 때, 자연에 순응하면서 살아온 먹거리를 먹는 인간의 건강도 보장되는 것이다. 이 문제에 대한 방안으로 제시되고 있는 것이 바로 '동물복지인증제도'이다. 현재 우리나라를 비롯한 여러 나라에서 시행되고 있는 제도로 동물이 동물답게 사육돼야 한다는 것을 전제로 하여 동물답게 사육된 고기, 달걀을 인증해주는 제도다.

'무조건 많이, 무조건 저렴하게!'를 외치던 시대는 이제 지났다. 이제 우리가 고민해야 할 것은 "얼마나 많이 먹느냐"가 아니라 "어떤 것을 얼마나 건강하고 가치 있게 먹느냐"이다.

보암직 먹음직

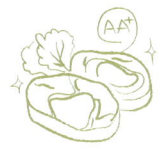

보기 좋은 떡이 먹기도 좋다? 사실 따지고 보면 먹는 것과 보는 것은 전혀 별개의 문제이지만 오감이 연결되어 있기에 꼭 틀린 말이 아닐 수도 있다. 문제는 결국 정도의 차이인데 요즘 소비자들은 지나치게 보기에 좋고, 혀를 즐겁게 하고, 코를 기쁘게 하는 먹거리를 선호하고 있다. 소비자들이 원하는 대로 따라가는 것이 바로 시장성이기에 먹거리 생산자 및 가공 유통업자들은 좀 더 먹음직 해 보이고 눈, 혀, 코를 만족하게 할 먹거리를 제공하는 것이다. 물론 이 모든 것들이 건강하고 자연스러운 방법으로 조화를 이룬다면 문제 될 것이 없지만 그렇지 못하다는 것에서 문제는 시작된다.

우선 눈을 즐겁게 하려는 방법으로 사용되는 '색소'에 대해 살펴보자.

햄, 소시지, 훈제고기 등 고기 가공식품에는 발그스름하게 색깔을 내는 아질산나트륨이라는 발색제를 첨가하는데, 이것은 단순히 눈을 즐겁게 하기 위한 역할을 하는 대표적인 발암 유발물질이며 이 외에도 눈을 현혹하는 각종 색소에 대한 유해성이 끊임없이 제기되고 있다. 아무런 맛도 없는 아질산나트륨을 방부제 역할과 함께 단순히 색깔을 내기 위하여 사용하는데, 이것을 섭취하면 인체 내에서 니트로소아민이라는 발암물질을 생성하게 된다. 허용기준에 따라 사용하고 있는데, 붉은색을 내는 아질산나트륨은 햄, 소시지 등에만 사용하는 것이 아니고, 젓갈류 등을 비롯하여 붉은색을 내는 많은 다른 가공식품에도 사용되기 때문에 문제가 있다.

식품가공 유통업자들은 맛도 없고, 영양가도 없는 각종 색소를 단순히 소비자의 눈을 현혹해 판매량을 높일 목적으로 마구잡이로 첨가하고 있다. 또 모든 먹거리에 후각을 자극하는 향을 첨가하고 있는데 이는 우리가 거의 매일 섭취하고 있다 해도 과언이 아니다. 음료수를 비롯한 상업적으로 판매되는 모든 먹거리의 포장에 붙어있는 라벨을 살펴보면 '합성착향료'가 포함된 것을 확인할 수 있다. 우리가 즐겨 마시는 '100% 오렌지주스'도 합성착향료(오렌지 향)가 포함돼 있고, 극장에서 필수 간식인 팝콘에도 합성착향료(버터 향)가 들어있다. 이처럼 현재 판매되고 있는 대부분의 먹거리는 합성착향료가 포함돼 있는데, 이 합성착향료는 석유에서 추출한 부산물로 인공적으로 합성한 가짜 향료다.

원래 향료는 자연식물에서 추출해 사용했는데, 경제성 원리에 따라 원가를 낮추는 방법으로 조금이라도 저렴한 인공 합성착향료를 사용하기 시작했다. 코를 자극하는 합성착향료는 먹거리뿐 아니라 화장품, 샴푸, 비누, 세제 등과 같은 생활용품에도 광범위하게 사용되고 있으며 또한, 아이들이 자는 방의 불쾌한 냄새를 제거하고 좋은 향을 내기 위해 피우곤 하는 향초의 유해성도 이미 심각할 정도의 수준이라 할 수 있다.

보기 좋은 것을 선호하고 좋은 향과 맛에 길들여진 소비자는 식감 또한 되도록 부드럽고 편한 것을 찾게 되었다. 그렇다 보니 현대의 먹거리는 점점 더 부드러워지고, 혀를 자극하는 단맛과 바삭거리는 식감을 갖도록 바뀌고 있다. 대표적인 예로 소고기를 들 수 있는데, 소비자들이 부드러운 고기를 선호하게 되면서, 소가 될 수 있으면 운동을 적게 하도록 좁은 공간에서 사육하게 되었다. 소가 운동을 적게 하면 붉은색의 근육질 사이에 하얀색의 지방이 생기는데, 이것을 마블링이라 하며 꽃등심이 그 대표적 부위라고 할 수 있다. 인간의 욕구가 이 정도에서 그쳤다면 그나마 다행이었겠지만, 사람들은 소를 사육하는데 그 이상을 요구하게 되었다.

소는 원래 풀을 먹고 되새김질을 할 수 있도록 위가 네 개 있는데 소를 사육할 때 풀 대신 닭, 돼지, 소 등의 육류 가공공장에서 발생하는 창자와 같은 고기 찌꺼기들을 밀, 옥수수 등에 섞어 혼합 사료로 만들어 소에게 먹이기 시작했다. 동물성 고기가 포함된 사료를 먹은 소들은 육질이 더 부드러워졌고, 성장 속도가 빨라져 사육업자와 소비자 모두 만족했다. 하지만 자연에는 불변의 법칙이 있는 법, 그 법칙을 깨뜨리고 인간들이 혀를 즐겁게 하고 돈을 더 벌기 위해 소에게 먹여서는 안 되는 동물성 사료를 먹이기 시작하면서 병이 발생했다. 바로, '광우병'이다. 광우병은 한국, 일본, 미국, 중국 등 국적과 관계없이 소가 먹어서는 안 되는 동물성 사료를 먹었을 때 걸리는 병이고, 이 때문에 수많은 소가 죽어가고 있다. 그리고 무엇보다 심각한 것은 광우병에 걸린 소고기를 먹은 인간도 광우병으로 죽어가고 있다는 사실이다.

광우병은 혀를 즐겁게 하는 부드러운 먹거리를 원하는 이 시대의 인간들에게 자연이 내리는 심각한 경고의 메시지임을 깨달아야 한다. 그러나 광우병에 걸릴 위험에서 결코 벗어나지 못한 모든 인간은 여전히 더 부드럽고 자극적인 먹거리를 찾고 있으며, 자연이 전하는 심각한 경고 메시지를 소홀히 여기는 것이 지금의 현실이다.

홍시와 곶감

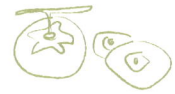

가을의 풍경을 그려본다. 끝이 없이 높은 하늘, 노랗게 익어가는 들판, 울긋불긋 물들어가는 산을 배경으로 빨갛게 익은 감을 주렁주렁 달고 있는 키가 큰 감나무. 이것이 우리가 떠올리는 다정하고 푸근한 감성이다. 시골 할머니네 집을 방문했을 때 덜 익은 감을 소금물에 담가 삭혀서 떫은 맛을 빼고 먹은 기억. 혹은 혼자 감나무에 올라 가지에 매달린 홍시를 따 먹었을 때의 그 맛은 아마 평생을 가도 잊을 수 없는 가을의 맛이 아닐까 싶다.

홍시. 그 가을의 맛은 예전엔 마냥 기다리는 길뿐이었지만 요즘은 인공적으로 숙성되어 만들어지기도 한다. 물론 인공적으로 빨리 숙성한 홍시는 자연스럽게 익은 홍시 맛을 도저히 따라올 수 없다. 가을

새벽의 싸늘한 서리를 맞으면서 익은 자연산 홍시는 맛에서 뿐만 아니라 영양학적으로도 균형이 있는 완벽한 식품이라 할 수 있다.

감은 다양하게 변신하여 우리의 기호를 충족시켜준다. 그 중 가장 대표적인 것이 홍시와 곶감이다. 홍시는 껍질이 있는 채로 익은 감이고, 곶감은 껍질을 깎아서 건조하여 먹는 감으로 홍시는 오랫동안 보관할 수 없고 순간적인 가을의 정취를 맛볼 수 있는가 하면 반대로 곶감은 오랫동안 보관하면서 두고두고 가을의 맛을 맛보는 먹거리다.

사실 곶감은 아주 오래전부터 우리 선조들이 즐겨오던 별미로 보관이 가장 중요하기 때문에 전통의 방식이 존재한다. 하지만 감 껍질을 깎아서 건조하게 되면 곶감의 색깔은 자연적으로 검은색이 되어야 하고, 곶감 표면에는 하얀색의 당분이 묻어 있게 되는데 이 곶감을 사는 소비자가 검은색의 곶감보다는 붉은색의 곶감을 선호하고, 흰색의 맛있는 당분을 곰팡이로 오해해 보관의 방법이 달라지기 시작했다.

그래서 나온 방법이 바로 이산화황을 이용하는 것. 감 껍질을 깎은 후에, 밀폐된 공간에 넣고 황을 연소하여 곶감 표면에 이산화황을 묻혀 놓으면 이산화황이 묻어 있는 곶감은 미생물이 활동하지 못하여 곶감 색깔을 자연적으로 변화시키지 못해 곶감이 붉은색을 유지할 수 있다. 생산자는 소비자의 선호도에 따라가게 되어 있다. 보기 좋은 곶감을 찾으니 그리 만드는 것은 어쩌면 당연한 일이 아닐까. 눈으로 보기 좋은 붉은색의 곶감 표면에 묻어 있는 이산화황은 먹을 때 입속에 있는 침과 반응하여 인체에 매우 해로운 화학물질을 만들어 낸다.

특히 위가 안 좋거나, 가래, 천식과 같이 폐가 약한 사람에게는 이산화황이 묻어 있는 곶감은 매우 해로울 수 있다. 눈으로 보기 좋은 붉은색 곶감을 원하는 소비자들 때문에 발생하는 안타까운 일들이다. 이산화황은 건조 농산물에서 흔히 발견되는 유해 물질인데 특히 중국에서 수입되는 건조 한약재, 건조 농산물(무말랭이, 버섯 등)은 이산화황이 매우 많이 검출되는 편이다. 그 이유인즉, 중국에서는 농산물을 건조할 때 유황성분이 많이 포함된 연탄불을 이용하기 때문이다.

지금 이 글을 읽으면서 냉장고에 있는 붉은색 곶감을 걱정하는 분들은 물에 깨끗이 씻어 먹으면 된다. 왜냐하면 이러한 황 성분은 물에 쉽게 녹기 때문에 깨끗하게 씻기만 해도 큰 문제가 없다.

그렇다면 곶감 외에도 황 성분이 포함된 먹거리는 무엇이 있을까. 황 성분이 포함된 먹거리는 곶감, 건조 농산물뿐만 아니라, 우리 주위에서 흔히 볼 수 있다. 뷔페 또는 예식장 식사 장소를 가게 되면 후식으로 사과를 제공한다. 사과도 껍질을 깎으면 10분 이내에 갈변현상이 생기게 되는데, 갈변현상이 있는 사과는 아무도 먹지 않는다. 아울러 상추, 양상추 등과 같은 채소류를 사용한 샐러드도 사과와 마찬가지로 갈변현상이 생기는데, 이러한 갈변현상을 막기 위하여 "아황산나트륨"이라는 식품첨가물을 뿌리게 된다. 위, 폐가 약한 사람들은 붉은색 곶감뿐만 아니라, 갈변현상이 없는 샐러드, 사과 등과 같은 먹거리도 섭취하지 않도록 해야 한다. 식품안전에 관심이 있는 주방장은 아황산나트륨을 사용하는 대신에 사과는 옅은 설탕물에 담그면 갈변현상이 없다는 것을 알고 있기에 옅은 설탕물을 사과에 사용하고 있다. 그러나 상추, 양상추, 고추 등과 같은 채소류는 설탕물을 사용할 수 없어 아황산나트륨이라는 식품첨가물을 사용하고 있으니 조심하여야 한다.

시간이 지나 색이 변하고 맛깔스러움이 덜 해지는 것은 당연한 이치가 아닌가. 소비자들의 눈높이에 맞추어 생산, 가공, 유통되고 있는 것이 현실인 만큼, 우리 스스로 자연스럽고 볼품이 좀 없어도 영양이 듬뿍 담긴 음식을 선택하는 안목이 필요하지 않을까 싶다.

자연식품과 정제식품

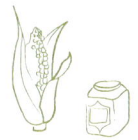

먹을거리가 많아질수록 사람들은 맛과 영양에 치중하게 된다. 더 건강하고 입맛에 맞는 것을 무엇보다 중요하게 생각하게 된 것인데 그래서 등장한 것이 바로 정제식품이다. 자연식품에서 필요한 영양소만을 추출해서 정제해 만든 식품인데 이 정제식품에는 몇 가지 한계점이 있다.

자연식품은 수없이 많은 영양성분이 균형 있게 조화를 이루면서 포함되어 있지만 정제식품은 특별한 기능을 가진 영양성분만 농축된 것이다. 옥수수와 같은 곡류에는 다당류뿐만 아니라 다당류가 인체에서 소화 흡수되는 과정에서 분해될 때 서서히 분해되어 혈액 내의 포도당 농도를 조절하는 기능성 성분도 함께 포함되어 있다. 그런데 옥수수에서 다당류를 분리 농축하여 생산한 콘 시럽(액상과당)은 혀에 단맛을 제공하는 대가로 혈액 내 포도당의 농도를 급격하게 증가시키는 역할을 한다. 혈액 내의 포도당 농도가 급격하게 수시로 증가하게 되면, 인슐린을 분비하는 췌장의 기능이 제대로 따라올 수 없다. 췌장의 인슐린 분비액이 적게 나오면 제2형 당뇨병이 시작되는 것이다.

더군다나 요즘 시중에 유통되고 있는 콘 시럽(액상과당)을 생산하는 원료 옥수수는 모두 유전자 변형작물(GMO)이라는 사실이다. 현재 GMO에 대한 장기 안전성은 전문가들에 의하여도 완전히 결론이 나지 않았다는 사실을 주목해야 한다. 대량으로 생산, 가공, 유통하는 식품산업은 경제성을 우선순위 첫 번째로 하기 때문에, 모든 식품을 될 수 있으면 정제·농축하는 생산, 가공, 유통 시스템으로 운영하고 있다. 물론 이렇게 함으로써 모든 먹거리의 가격이 적절하게 유지될 수 있다는 장점은 있으나, 분리·농축한 정제식품 때문인 건강 문제는 점점 더 심각해지고 있다.

백미, 흰색 밀가루, 백설탕도 20세기의 대표적인 정제식품이다. 현미에서 백미로 정제하면서 혀를 즐겁게 하는 맛이 좋아지게 되었다. 특히 백미는 정제과정을 거쳐야 하기에 부자들만 먹을 수 있는 대표적인 먹거리로 조선 시대의 왕들이 단명하게 된 가장 큰 이유가 바로 백미와 같은 정제식품과 고단백질 먹거리 때문이었다. 아무리 좋은 기능성을 가지고 있는 영양성분이라 하더라도 정제되어 농축된 정제식품들을 장기간 섭취하는 것은 바람직하지 못하다.

특히 한국 사람들의 심리 속에는 과다 농축된 기능성 식품들을 많이 먹으면 "빨리 효과를 볼 수 있겠지!"라는 '빨리빨리' 근성이 먹거리 문화에 심각한 영향을 미치고 있다. 정제 또는 분리과정에는 경우에 따라 발암성을 가지고 있는 맹독성의 유기용매를 사용하기도 하고, 농축과정에는 일반적으로 열을 가하는 방법을 사용하고 있다. 열을 가하게 되면 자연 상태의 모든 영양성분은 화학적으로 변하게 되고, 열을 가하면 가할수록 인체에 해로운 물질들이 많이 생성된다.

아크릴아마이드, 벤조피렌은 대표적으로 탄수화물, 단백질에 열을 가했을 때 생성되는 인체에 매우 해로운 물질이며 특히 벤조피렌은 발암물질이다. 조리과정이 간단한 자연식품을 섭취하는 것이 가장 자연스럽고 좋은 것이다. 요리는 정성임이 분명하다. 하지만 그 정성은 오래 끓이고 지지고, 볶는다고만 생기는 것이 아니다. 정성껏 재배된 영양이 고루 담긴 식탁이 가족의 건강을 지킨다는 사실을 잊어서는 안 된다. 부엌에서 요리하느라 소모하는 시간을 최소화하고, 식탁에서 가족과 함께 천천히 씹으면서 그리고 웃으면서 식사하는 시간을 갖자. 그것이 최선이자 최고의 선택이다.

정상인과 암환우의 차이

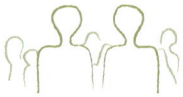

사람의 인체는 약 70조 개의 세포로 구성되어 있다. 매일 입과 코로 섭취하는 먹거리, 물, 공기로 하루에 약 300~500억 개의 새로운 세포가 생성되는데 상상을 초월할 정도의 질서와 조화, 순서에 의해 이뤄지게 된다. 입과 코로 들어온 먹거리, 공기, 물이 세포로 만들어지기까지 매우 다양하고 복잡한 단계의 절차를 거치면서 진행된다. 그런데 이렇게 복잡한 세포 생성과정 중에서 다양한 원인으로 이상세포가 하루에 수십 개부터 수만 개가 형성될 수 있다. 이는 건강한 정상인의 몸에도 암을 발생시킬 수 있는 이상세포가 매일 자연스럽게 생성된다는 뜻이다. 그런데 NK세포(Natural Killer cell, 자연 살해 세포), T임파구, 백혈구와 같은 면역세포들의 면역력이 정상적이라면 매일 생성되는 이상세포를 제거할 수 있지만 어떤 이유로 면역력이 저하돼 있다면 이상세포는 서서히 증식하기 시작하면서 암세포가 된다. 건강한 정상인의 몸에도 매일 암세포가 형성되는 것은 자연스러운 현상이며 오늘이나 내일 그리고 평생 암세포가 생긴다고 해도 면역세포가 제거해 주면 평생을 건강하게 살 수 있다.

정상인과 암환우의 차이는 종이 한 장 차이로 암환우들이 엄청나게 많은 잘못을 해서 암이 발생한 것이 아니라 면역체계 관리를 제대로 하지 못한 것뿐이다. 면역력의 저하 정도에 따라 이상세포는 5~30년 동안 장기적으로 서서히 증식하면서 암세포가 되는 과정을 거친다. 어느 정도 크기가 커졌을 때야 비로소 CT, X-ray, MRI 등과 같은 현대의학 검진장비로 검출되면 암환우로 판명되고, 표준치료(수술, 항암, 방사선 치료)가 시작된다. 물론 전립선암과 같이 혈액으로 조기 검진하는 방법이 있으나, 대부분의 고형암들을 CT, X-ray, MRI 등과 같은 최신 첨단 검진장비에 의해 발견된다.

암환우는 두 가지의 유형이 있다. 첫 번째 암환우들은 CT, X-ray, MRI와 같은 첨단의학 장비로 발견된 암환우이며, 이 경우 즉시 병원에서 표준치료(수술, 항암, 방사선 치료)를 시작한다. 두 번째는 인체 내에서 계속 암세포가 증식되고 있지만, CT, X-ray, MRI 등과 같은 첨단의학 장비에 발견되지 않고, 본인도 암환우라고 인식하지 못하는 비인지 환우로서 5~30년 후에 암환우가 되는 예비 후보자들이다.

암환우로 판명돼 병원에서 표준치료를 마친 후 환우들이 집으로 돌아오고 나서는 정기적으로 검진하는 것 이외에는 특별한 치료방법이 없다. 이처럼 현재 암환우로 판명된 사람들에게도 특별한 치료방법이 없는데, 5~30년 후에 암환우가 될 후보자들은 무슨 치료방법이 있겠는가? 더군다나 이러한 암 후보자들은 본인이 미래 암환우라는 사실을 전혀 모르고 있는데, 무슨 치료를 어떻게 할 수 있겠는가?

현재 암에 관한 관심 및 정책은 암 치료 부분에만 집중돼 있다. 병원과 제약회사의 상업성에 치중된 암 치료만으로는 절대 암을 정복할 수 없고, 암환우의 숫자도 절대 줄일 수 없다. 전 세계적으로 암 전문병원 숫자가 급증함과 동시에 암환우 숫자도 같이 증가하고 있다는 사실을 중시해야 한다. 암 발병을 줄이고 생존율을 높이기 위해서는 암 생존자 관리프로그램, 암환우 치료프로그램, 암 후보자 예방프로그램이 동시에 진행돼야 하며 그래야만 진정으로 암을 정복할 수 있고, 실질적으로 암환우의 숫자를 감소시킬 수 있다.

암환우의 시행착오

 암환우들이 표준치료 후 집으로 돌아온 후부터가 본격적인 치료의 시작이라 할 수 있다. 인터넷을 검색하면 암환우에게 특효라는 건강보조식품이 헤아릴 수 없을 정도로 많고, 암을 치유한 방법을 기술한 건강 서적들이 넘쳐난다. 이 과정에서 인터넷, 방송, 서적 및 주위 사람들로부터 얻는 엄청난 정보의 홍수 속에서 방황하게 되는 것이다. 특정 환우의 치유경험을 상세하게 설명하는 동영상 또는 글이 환우들의 판단력을 혼란스럽게 만들어 건강보조식품이나 약을 먹으면 암에서 완치될 수 있다는 믿음을 갖게 하는 것이다.

 녹즙, 채소수프, 미슬토, 차가버섯, 상황버섯, 초유, 당단백질, 효소, 게르마늄, 셀레늄, 키토산, 홍삼 등과 같은 인삼류, 옻 추출물을 비롯해 암에 좋다는 수많은 종류의 건강보조식품들이 이런 암환우들의 심리를 이용해 판매되고 있다. 아울러 해독요법, 커피관장, 된장요법, 소금요법, 냉·온탕 요법, 단식, 금식, 침술, 요가, 명상, 동종요법 등 이루 헤아릴 수 없을 정도로 많은 민간요법 정보가 넘쳐난다. 주위에서 좋다고 이야기하는 건강보조식품 및 민간요법들을 노트에 빽빽이 적어 가면서, 조금이라도 좋은 정보를 찾기 위해 공유하고 있다. 그러나 현대 먹거리가 상업성에 의해 변질된 것과 마찬가지로 암환우들에게 판매되는 대부분의 건강보조식품들도 상업성에 물들어있다는 사실을 인식해야 한다.

물론 이 모든 것들을 다 구매해서 살 수 있는 여건이 허락된다면 나을 수 있다는 희망이 커질지도 모르겠다. 하지만 일반적으로 판매가격이 너무 비싸서 사지 못하는 암환우들이 많고 이들은 상대적 빈곤감으로 스트레스를 받게 된다. 누구는 부자라서 저렇게 비싸고 좋은 건강보조식품들을 사 먹을 수 있는데, 누구는 돈이 없어서 사지 못한다며 환우들이 스트레스를 받게 되는 것이다.

만약 특정한 건강보조식품을 섭취해서 암이 완치되는 건강보조식품이 있다면 노벨상을 받도록 추천해야 한다. 그렇지 않은가! 암환우들이 특정한 건강보조식품을 먹으면 암에서 완전히 해방될 수 있을 것이라는 착각에서 한시라도 빨리 벗어나는 일이 급선무다.

표준치료를 마친 암환우들이 겪는 시행착오는 이뿐만이 아니다. 특별히 두 가지 심각한 시행착오를 겪게 되는데, 그 첫 번째 시행착오는 일반적으로 표준치료를 마치고 집에 돌아오게 되면 완치됐다는 착각을 한다는 것이다. 수술해 환부를 제거했고, 항암 및 방사선 치료과정 동안 경험했던 지긋지긋한 통증과 부작용도 없으니 완치됐다 생각하고 원래의 삶으로 돌아가는 것이다. 이것이 가장 큰 실수다. 발병원인이 제거된 새로운 삶을 시작하지 않고 원래의 삶으로 복귀하면 언젠가는 다시 재발하게 된다는 점을 명심해야 한다.

그리고 두 번째 겪는 심각한 시행착오는 충분한 회복기를 갖지 못한다는 것이다. 일반적으로 항암과 방사선 치료과정을 거치면 암세포만 사멸되는 것이 아니라 더 많은 정상세포도 함께 제거되고 혼란스러운 상태가 된다. 따라서 병원에서 치료받은 기간의 1~2배 이상의 면역력 회복기가 반드시 필요하다. 만약 면역력이 회복되지 않은 상태에서 재발하게 되면 전신으로 전이되는 다발성 암으로 진행되고 전이 속도 또한 매우 빠르게 진행돼 치료를 포기하는 경우가 대부분이다.

암환우들의 5년 생존율이 지속해서 증가하고 있다는 통계가 있다. 그러나 5년 생존율이 증가하는 가장 큰 이유는 암 치료 기술이 획기적으로 발전했고 조기 발견되는 초기 암환우들이 많다는 것 때문이다.

암환우들에게 5년 생존율은 단순히 통계적인 숫자로서 의미가 있는데, 요즘에는 10년 또는 15년 뒤에 재발하는 암환우의 숫자가 증가하고 있다. 암환우에게는 5년 생존율이 중요한 것이 아니다. 암 생존자들은 암이 재발하지 않도록 평생 철저히 관리해야 한다.

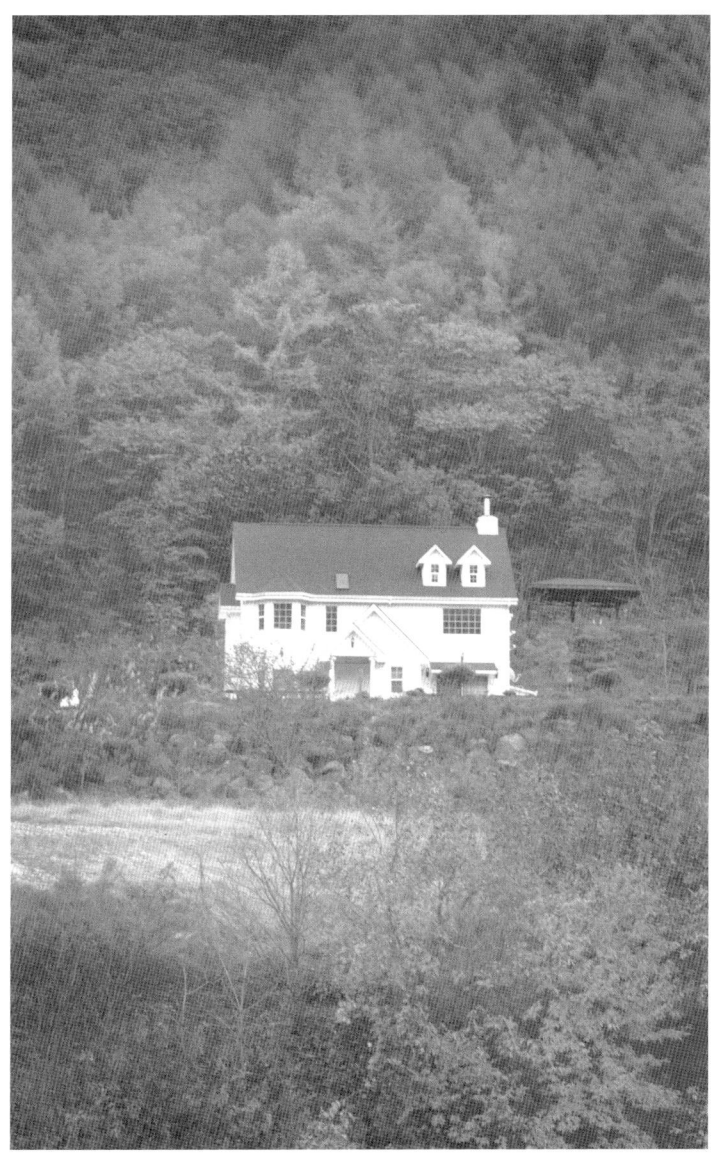

옥천 '태초먹거리 학교' 전경

태 · 초 · 먹 · 거 · 리

미래

지금 우리의 고통을 해결할 방법은
무엇인가.

회복하기

일반적으로 우리는 건강이 나빠지면 크게 두 가지 형태를 띠게 된다. 특히 암과 같이 심각한 질병에 노출된 사람들의 인식은 매우 특이하다. 첫 번째는 내가 왜 이런 못된 질병에 걸렸는지에 대한 질문을 던지면서 이해하지 못하겠다는 사람들이고, 두 번째는 현재까지의 내 삶에 문제가 있다는 것을 인식하고 변화를 시도하는 사람들이다.

특히 첫 번째 유형의 사람들은 병세가 조금 좋아지거나 병원치료가 끝나는 순간, 과거의 생활방식과 사고방식으로 돌아가는 삶을 산다. 사람의 건강이 나빠졌다는 것은 정신적, 육체적인 삶에서 문제가 장기간 지속됐고, 그 결과 인체의 면역기능이 저하되면서 질병이 싹트고 자라게 됐다는 것이다. 즉, 매일 섭취하는 먹거리, 환경, 그리고 잘못된 생활습관으로 인체 내의 모든 기능에서 불균형이 초래됐고,

그 불균형의 결과로 질병에 노출된 것이다. 따라서 잃어버린 건강을 회복하는 방법은 매우 간단하다.

먹거리, 환경, 생활습관에서 잘못된 부분을 제거해 새로운 삶을 산다면 불균형 상태인 인체의 모든 기능이 자연적으로 균형을 잡아가면서 건강을 회복할 수 있다. 인체의 자체 회복력은 놀라울 정도로 대단한 능력을 갖추고 있다는 사실을 믿어야 한다. 그런데 사람들은 본인들의 잘못된 습관을 고치는 것을 매우 어렵게 생각한다. 죽음과 삶의 갈림길에 선 암환우들마저 자신의 잘못된 습관을 고치는 것을 매우 어려워하는 경우가 흔하다.

29살에 대장암으로 두 번이나 수술을 받은 남학생이 옥천 태초먹거리 학교에 참석한 적이 있다. 어머니와 함께 강의실에 들어왔는데, 왠지 두 사람의 표정이 매우 어두웠다. 점심시간에 어머니가 한숨을 쉬면서 털어놓은 사연은 이러했다. 토요일에 태초먹거리 학교에 참석하기로 했는데, 금요일 저녁에 피자 한 판을 주문해 먹고, 남은 반을 냉장고에 넣어 놓았다. 토요일 아침, 어머니가 태초먹거리 학교에 가는 아들을 위해 현미밥에 된장국과 몇 가지 반찬을 정성스럽게 준비했는데, 아들은 냉장고에 있는 피자를 전자레인지에 데워먹는 바람에 두 사람이 싸운 것이다. 이것이 대장암으로 큰 수술을 두 번이나 받은 후 죽음과 삶의 갈림길에 서 있는 젊은이의 현재 모습이다.

미국 캘리포니아주에 '몬테레이(Monterey)'라는 아름다운 항구도시가 있다. 샌프란시스코 밑에 있는 도시로 많은 사람이 펠리컨을 구경하기 위해 가는 유명한 관광항구도시다. 몬테레이 어부들은 바다에서 물고기를 잡은 후 항구로 돌아와서 선별할 때, 작은 물고기들은 살려주기 위해 바다에 던진다. 이때 펠리컨들이 항구에 몰려와서 어부들이 던지는 작은 물고기를 낚아채 먹는 모습을 보기 위해 많은 관광객들이 몬테레이로 발걸음 하는 것이다. 그런데 폭풍 때문에 일주일 정도 어부들이 고기를 잡지 못하면, 항구 안에서 굶어 죽어가는 펠리컨들이 생긴다. 항구 안에 있는 펠리컨들은 그동안 어부들이 배 위에서 던져주는 물고기를 받아먹는 것에만 익숙해져 있기 때문이다. 바다 속에 살고 있는 수많은 물고기들을 스스로 잡아먹으면 되지만, 그동안 어부들이 던져주는 물고기를 받아먹는 것에만 익숙해져 있는 펠리컨들은 물고기를 던져주는 어부가 없으면 굶어 죽는 것이다. 이렇듯 한 번 길들여진 잘못된 생활습관을 고치는 것은 매우 어렵다. 그리고 펠리컨의 이야기는 바로 우리 자신에 대한 이야기다.

대부분의 암환우들은 잘못된 습관 때문에 심각한 질병에 노출됐음에도 불구하고, 수술 등 단기간의 병원치료 후 원래의 삶으로 돌아간다. 그리고 계속 잘못된 습관을 고치지 않고 생활한다면, 언젠가는 암이 재발하는 심각한 결과를 초래하게 된다.

자연치유력

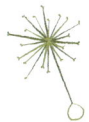

요즘 초·중·고등학생들은 경험이 없겠지만, 40대 이상 되신 분들은 연필을 칼로 깎아서 사용했던 기억이 있다. 고급 연필이면 잘 깎이고, 싼 연필은 나무의 질이 나빠서 잘 깎아지지 않았다. 잘 깎아지지 않는 연필을 억지로 깎으려다 손가락을 베는 경우가 종종 있었다. 손가락에 빨간 피가 나면 입으로 빨고 다른 손으로 눌러서 피가 나오지 않도록 하고 양호실로 뛰어갔던 경험이 있다. 양호실에 가면 양호 선생님이 빨간색의 소독약(현재 대부분은 거품이 많이 나는 과산화수소 소독약을 사용한다.)을 바르고 붕대 또는 반창고를 붙여주던 기억이 있다.

베었던 손가락 피부가 서로 붙어서 감쪽같이 원래대로 아물게 되는 것은 자연치유력으로 되는 것이지, 소독약, 또는 의사선생님이 원래대로 아물게 하는 것이 아니다. 그렇다. 이미 우리는 모든 질병을 치유할 수 있는 완벽한 능력을 갖추고 있다.

우리 신체 외부에서 문제가 발생하면 손가락의 상처가 회복되는 것과 마찬가지로 신체 내부에서도 우리가 모르고 있지만, 자연치유력이 스스로 작동하기 시작한다. 그런데 손가락 상처가 아물려고 하는데, 손가락 상처 부위를 비비고 헤집는 등의 방해를 하게 되면 상처가 아물지 않게 되는 것과 마찬가지로 신체 내부에 자연치유가 되는 과정을 방해하는 사항들이 있으면 우리 신체 내부의 문제가 회복될 수 없다.

소, 말, 개와 같은 동물들은 아프면 먹지 않는다. 그런데 인간은 살아있는 생명체 중에서 유일하게 아플 때 많이 먹는 습관을 갖고 있다. 예를 들면, 신장에 문제가 있게 되면 모든 면역세포가 약해진 신장에 직접 가서 치유하기 위해 노력하는데, 이때 음식을 섭취하게 되면 우선순위가 소화를 시키는 과정이기에 많은 혈액이 위와 장으로 몰리게 된다. 면역세포들이 혈액에 포함되어 있어 신장에서 치유하고 있던 면역세포들도 혈액이 움직이는 대로 위와 장에 가서 소화활동을 돕게 된다. 약 2~3시간 동안 소화활동을 위하여 위와 장에 머물렀던 혈액이 소화활동을 끝내고 다시 신장으로 가서 치유하려고 신장으로 돌아가는 중간에 다시 입으로 먹을 것이 들어오게 된다. 그러면 신장까지 가지도 못하고 다시 위와 장으로 혈액이 움직여 자연치유를 할 기회가 없어지게 된다. 물론 영양이 부족하다면 음식을 수시로 섭취해야겠지만, 현재는 영양부족보다는 영양과잉 또는 영양불균형이 더 심각한 문제이다.

우리가 가진 자연치유력을 회복하고, 최소한 방해는 하지 말아야 한다.

> * 히포크라테스(Hippocrates) 글 중에서
> - 병을 낫게 하는 것은 자연이다.
> - 음식물로 고치지 못하는 병은 의사도 못 고친다.
> - 지나치게 먹어서는 안 된다. 오히려 속을 텅 비워 버리는 편이 좋은 때도 있다. 병의 힘이 최고조에 도달하지 않은 한은, 공복인 채로 있는 쪽이 병이 치료되는 것이다.
> - 원래 인간은 병을 치료하는 힘을 가지고 있다. 의사는 그 힘을 충분히 발휘할 수 있도록 도와주기만 하면 된다. 만일 육체의 대청소가 되지 않은 채 먹을 수 있는 만큼 먹으면, 그만큼 몸에 해가 된다. 병자에게 너무 먹게 하면, 병마저 키워 가는 것이 된다. 모두 정도를 넘긴다는 것은, 자연에 반하는 일이라고 똑똑히 가슴에 새겨 두어야 한다.
> - 병을 고치는 것은 환자 자신이 가진 자연 치유력뿐이다. 의사가 그것을 방해하는 일이 있어서는 안 된다. 또한, 병을 고쳤다고 해서 약이나 의사 자신의 덕이라고 자랑해서는 안 된다.

기본이 회복되어야 한다.

가장 좋은 것은 무엇일까. '가장'이란 것이 과연 존재하기는 하는 것일까. 암환우들은 회복에 가장 좋은 것들을 찾기 위해 많은 노력을 한다. 인터넷을 뒤지기도 하고, 주위 사람들에게 많은 정보를 수집한다. 좋은 것이 있다고 하면 찾아가서 한 가지 사실이라도 더 기록하기 위해 두꺼운 수첩을 가지고 다닌다. 과연 암환우들에게 진짜 좋은 것은 무엇일까? 우리 가족들도 똑같은 시행착오를 겪었다. 암 치료에 좋다는 것을 찾아서 수없이 헤매었던 기억이 난다.

일본에서 시작한 채소수프, 그리고 국내에서 시작했다는 해독주스. 이뿐이 아니다. 미국에서 시작된 거슨요법이라는 녹즙, 독일에서 시작된 겨우살이를 이용한 미슬토 요법, 요즘 신문지상에 전면광고를 하는 효소요법을 비롯해 게르마늄, 셀레늄, 차가버섯과 상황버섯 등의 베타 글루칸 요법, 키토산, 당지질, 당단백질, 초유, 흑삼, 홍삼 등의 인삼류, 옻 추출물, 죽염까지 암 치료에 만능인 것처럼 이야기되는 건강보조식품들이 많다. 그 외에도 이루 헤아릴 수 없을 정도로 암환우들을 유혹하는 특효약들이 많다. 이런 정보의 홍수 속에서 암환우들은 몸에 좋고 나쁨에 대한 판단력이 흐려지면서 상업적으로 집요하게 접근하는 여러 가지 유혹의 손길들을 자의반 타의반으로 물리칠 수 없게 된다. 물론 이러한 방법들에 대한 동물실험과 연구결과들이 모두 잘못된 것이 아니라 어느 정도 근거가 있는 것도 사실이다.

암환우들에게는 특효약뿐만 아니라, 치료방법에 대한 정보도 매우 많다. 그러나 개인의 상태를 고려하지 않은 채 무작정 따라 해서 아까운 생명을 단축하는 예도 많다는 사실을 명심해야 한다. 예를 들면 금식 또는 단식을 하면 암에서 회복된다는 정보를 듣고 무작정 따라 하는 경우가 있는데, 이는 올바른 방법으로 하지 않으면 매우 위험한 방법이다. 금식이나 단식을 하게 되면 일반적으로 체내의 면역시스템이 강화되는 것은 사실이다. 필요한 영양분이 공급되지 않으면 인체가 스스로 보호하려는 작용(메커니즘)이 시작되고, 면역시스템이 강화되면서 활동이 왕성해진다. 그 결과, 질병에서 회복되는 사례도 있기 때문에 암환우들에게 금식과 단식은 좋다고 소문이 나 있는 치료방법 중 하나다.

그러나 우리가 한 가지 명심해야 할 사실은 금식이나 단식을 하다가 회복되는 환우도 있지만, 영양실조로 생명을 단축하는 경우가 생기기도 한다는 것이다. 금식, 단식하다가 죽은 사람들은 스스로 말을 하지 못하지만, 회복된 사람들은 어디를 가든지 계속 좋다는 이야기만 하고 다니기 때문에, 한쪽의 일방적인 이야기가 전해지고 있는 것이다.

이처럼 암환우들이 명심해야 할 사항은 금식, 단식을 절대 해서는 안 되는 경우가 있다는 것이다. 아래의 예시에 속하는 환우들은 절대로 금식과 단식을 해서는 안 된다.

- 지난 몇 개월 동안 지속해서 체중이 감소하는 환우 중에서 복부에 있는 지방 등이 빠지는 것이 아니라 팔 근육(이두박근, 삼두박근 등), 다리 근육(허벅지 근육, 대퇴부 등) 등이 말랑말랑해지면서 체중이 감소하는 환우
- 설사를 자주 하거나 술, 담배를 많이 했던 환우자
- 평소 추위에 많이 약했던 환우

이런 환우들이 금식, 단식을 하게 되면 영양실조 단계에 들어서면서 생명이 단축된다.

요즘 해독요법에 관심이 매우 높아지고 있다. 특히 장내에 있는 노

폐물을 인위적으로 제거하기 위한 관장요법이 유행이다. 커피관장을 비롯해 많은 환우가 인위적인 관장을 하고 있는데, 꼭 필요한 경우에 단기간 관장을 하는 것은 문제가 없다. 그러나 정기적으로 자주 한다든지 장기간 하게 되면 오히려 부작용이 더 크다. 관장이라는 것은 장내에 있는 노폐물을 강제적으로 빼주는 방법으로 매일 하거나 장기간 하게 되면 장이 가진 자체 관장능력이 저하될 수 있다. 인위적으로 해주는 방법은 인체가 가진 자체적인 관장능력을 도와주는 보조수단이 돼야 하는데, 반대로 주수단이 되면 인체가 가지고 있는 자체 관장능력이 저하되거나 상실되면서 더 큰 문제가 발생한다.

우리 인체에 가장 좋은 것은 자연스럽고 단순한 것이다. 우리 인체는 어떠한 질병도 이길 수 있는 완벽한 자체 면역력을 가지고 있는데 인위적인 부분과 복잡한 생활로 자체 면역력이 저하돼 있다. 따라서 건강을 회복하기 위해 가장 먼저 해야 할 일은 인위적인 모습을 자연적인 모습으로 바꾸는 것과 복잡했던 생활과 마음가짐을 간단하고 단순한 삶으로 변화시키는 것이다. 자체 면역력이 어느 정도 회복이 돼 있을 때 섭취하는 건강보조식품들은 시너지 효과를 내면서 긍정적인 결과를 가져올 수 있다. 그 어떤 특효약이나 식품도 사람의 인체, 그 신비로운 자정능력을 따라가지는 못한다는 점을 우리가 간과해서는 안 될 것이다.

기본이 회복되어야 한다. 기본이 회복되지 않은 상태에서 시도하는 모든 것들은 오히려 몸을 망친다.

오고 가는 길가에 피어 있는 이름 모를 잡초가 눈에 들어온다면 그때가 기본이 회복되기 시작한다는 증거이다. 매일 출퇴근하면서 그냥 지나쳤던 공원 오솔길이 정겹게 보일 때가 기본이 회복되기 시작한다는 증거이다. 푸른 하늘과 하얀 뭉게구름이 아름답다고 느낄 때가 기본이 회복되기 시작한다는 증거이다. 그동안 무심히 지나쳤던 엘리베이터 안에서 만나는 이웃에게 웃음을 보낼 때가 기본이 회복되기 시작한다는 증거이다. 한동안 잊고 지냈던 친구에게 전화하고 싶은 마음이 생길 때가 기본이 회복되기 시작한다는 증거이다. 맛이 없다고 반찬 투정하였던 오이무침에서 오이의 상큼한 맛이 느껴질 때가 기본이 회복되기 시작한다는 증거이다. 내 안에 비록 아픔과 고통이 있지만, 오늘 하루를 기쁘고 즐겁게 보내려고 노력할 때가 기본이 회복되기 시작한다는 증거이다.

기본이 회복되어야 한다.

주인공과 엑스트라가 바뀌었다

주인공과 엑스트라가 바뀌는 현실이 지속되고 있다. 현재 암환우들은 물에 빠진 사람과 같아서 지푸라기라도 잡아야 한다는 절박한 심정을 가지고 있다. 그래서 오늘도 쉬지 않고 지푸라기를 잡으려고 동분서주 하고 있다. 동분서주 하면서 좋은 것들을 찾으려고 부지런히 다니지만 항상 불안, 염려, 걱정을 버릴 수가 없는 것이 사람의 마음이다.

가장 좋은 것을 찾으러 다니고 있지만, 그것들 대부분이 "엑스트라"라는 사실을 명심하여야 한다. 영화 또는 연극에 등장인물로 엑스트라들이 있지만, 실제로 가장 중요한 등장인물은 주인공이다. 엑스트라는 주인공을 위해서 존재하는 것이지, 주인공 없는 엑스트라는 존재하지 않는 것이다. 그런데 주인공과 엑스트라를 혼동하여 엑스트라를 주인공으로 착각하고 심지어는 주인공의 역할을 요구하고 있다. 주인공은 주인공이고 엑스트라는 엑스트라의 역할을 각자 제대로 하여야 한다.

암이나 심각한 질병에 걸린 사람들은 병에 걸리게 된 원인이 있다. 먹거리, 환경, 그리고 생활습관 중에서 잘못된 부분들이 오랫동안 반복되면서 자체면역력으로 감당할 수 없게 되었을 때 병에 걸리게 되는 것이다. 따라서 육체적인 질병이 발생하게 되면 원인이 제거된 새로운 삶을 사는 것이 가장 우선적이고, 주인공이 해야 할 역할이다. 그런데 주인공은 아무것도 하지 않으면서 온갖 종류의 좋은 것들을 찾아 헤매는데, 다른 사람들이 좋다고 이야기하는 모든 것들이 바로 엑스트라이다.

국내에는 암환우에게 특별한 방법을 사용하여 암을 치유한다고 하는 많은 요양원이 있다. 병원에서 공식적으로 운영하는 곳도 있고, 개인적으로 암을 극복하신 분들이 자신이 경험한 방법을 전수하기 위해 설립한 곳도 있고, 상업적으로 운영하는 시설들도 많이 있다. 이런 시설들은 주로 깊은 산속의 자연적인 환경에서 지낼 수 있도록 하고, 시설마다 특별한 방법을 제시하고 있다.

이런 암환우 요양원을 이곳저곳으로 옮겨 가며 집을 떠나 장기간 요양을 하는 암환우들이 많이 있다. 1년 가까이 집을 떠나 이곳저곳 옮겨 다니느라 지쳐있는 암환우들, 집에 있는 가족들이 보고 싶어 매일 밤을 눈물로 지새우는 사람들이 뜻밖에 많다. 이런 시설에서 아무리 좋은 프로그램을 제공한다 하더라도 평생 이런 요양원에서 살 수는 없기 때문에 이런 모든 것들이 바로 엑스트라인 것이다.

인터넷을 통해 수집되는 수많은 정보의 홍수 속에 방황하면서 시행착오를 겪고 있는 암환우들은 치유사례들을 접하면서 더욱 혼란에 빠진다. 다양한 치유사례들을 접하면서 자신도 따라 하면 완전히 치유될 것 같은 착각을 하게 된다. 문제는 회자되고 있는 많은 치유사례가 상업적인 목적으로 이용되거나, 몇 가지 특수한 사례를 모든 사람에게 적용되는 것처럼 일반화시켰다는 것이다.

특히 이러한 건강보조식품들은 고농도로 많은 양을 섭취한 후 환우들이 제대로 소화·흡수하지 못하면 오히려 독이 된다. 즉, 자체적으로 소화·흡수할 수 있는 능력에 문제가 있는 상황에서 많은 양의 고농도 건강보조식품이 체내로 들어오면 소화되거나 활성화되지 않은 건강보조식품들이 오히려 간에 무리를 주게 되고 독소를 만들어내게 되는 것이다. 다른 사람들이 좋다고 이야기하는 비싼 건강보조식품들을 먹었으니 기분은 좋겠지만, 실제로는 더 나빠지는 경우가 발생할 수 있다. 자체 면역력이 회복되었을 때 섭취하는 건강보조식품

또는 특별한 방법들이 시너지 효과를 내면서 긍정적인 결과를 가져올 수 있다.

주인공이 제대로 역할을 해야지만, 엑스트라도 제대로 실력을 발휘할 수 있다. 엑스트라가 절대 주인공이 될 수 없다.

현대의학과 민간요법

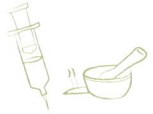

암환우들은 현대의학과 민간요법의 사이에서 많은 시행착오와 혼란을 겪게 된다. 현대의학은 현재 생성된 암세포를 가장 효과적으로 제거할 방법을 제공하고, 재발 및 전이가 되지 않도록 최고의 방법을 제공하고 있다. 민간요법은 매우 다양한 방법을 인터넷에서 찾을 수 있으나, 비과학적이고 지극히 주관적인 내용이 대부분이다. 민간요법은 대체의학(Alternative Medicine)이라고도 불리면서 의약 일부분을 차지하려고 하고 있으나, 아직 현대의학에서는 대체의학을 공식적 의학으로 인정하지 않는다. 그러나 암 치료로 가장 유명한 MD Anderson 병원 등에서 통합의학(Integrative Medicine)이라는 이름으로 다양한 방법의 암 치료를 진행하고 있는데, 매우 효과적이라고 받아들여지고 있다. 우리나라에서도 의과대학에서 몇 년 전부터

'통합의학'에 대하여 가르치고 있으나, 통합의학에 대한 부정적인 이미지 때문에 우리나라에서는 통합의학이 현대의학에서 확고하게 자리를 잡기까지는 오랜 시간이 소요될 것이라 예상된다.

일반적으로 암이 발견되면 병원에서 표준치료가 진행된다. 표준치료는 수술, 항암, 방사선 치료를 의미하며 6개월에서 1년 동안 진행된다. 현대의학에서는 주로 현재 진행되고 있는 암세포를 효과적으로 제거하는 수술요법을 주도적으로 시술한다. 암세포를 제거하는 수술요법은 수술하는 기술과 수술 장비들의 첨단화에 따른 엄청난 발전을 거듭하면서 암환우들에게 좋은 소식을 주고 있다. 수술 전에 암세포의 크기를 줄이기 위하여 항암, 방사선 치료를 시술하기도 하고, 수술 후에 남아있을 암세포들을 제거하기 위하여 항암 및 방사선 치료를 수행한다.

암환우들은 병원에서 표준치료를 받는 과정에서 많은 어려움과 고통을 경험하게 된다. 정신적으로 불안한 암환우들이 병원에서 표준치료를 받는 과정에 스트레스를 더 많이 받기도 한다. 암환우들이 병원 치료 중에 받는 가장 큰 스트레스는 주치의들과의 관계에 있다. 우리나라에서 소문난 유명한 암 치료 병원에서는 암환우들이 주치의와 대화하는 시간이 5분 이내가 대부분이다. 항상 심리적으로 극도로 불안해 있는 암환우들은 주치의와 매우 짧은, 지극히 사무적인 대화

과정에서 더 많은 불안과 스트레스를 받는 경우가 많다.

미국의 MD Anderson 병원에서는 1명의 의사가 하루에 8명의 암환우만 검진하게 되어 있는데, 우리나라는 한 명의 의사가 수 십~수 백 명의 암환우들을 하루에 검진할 때도 있다는 이야기를 듣는다. 우리나라 병원들이 보유하고 있는 첨단의료기기 및 의료진들의 의료기술은 세계적인 수준에 있지만, 암환우 진료시스템은 상대적으로 낙후된 편이다. 우리나라에서도 암환우들에게 평안과 안정을 주는 진료 방법을 확립할 수 있는 시스템이 시급하게 확립되어야 한다. 우리나라에서 암 치료로 유명한 병원들은 주로 대기업에서 기업이익을 사회에 환원한다는 취지로 설립·운영되기도 하는데, 암환우들에 대한 진료시스템은 대폭 개선해야 한다. 의사 1명당 하루에 검진할 수 있는 암환우들의 인원수를 제한하고, 정신과 의사가 함께 협진하면서 암환우들의 심리적인 상태를 체크 할 필요가 있다. 또한 원스톱 서비스와 같이 대기시간을 대폭 줄일 수 있는 진료시스템을 확립해야 한다.

우리나라에서 현대의학의 가장 큰 문제점은 병원에서 표준치료가 끝난 후, 암환우들을 관리하는 회복프로그램이 전혀 없다는 것이다. 표준치료가 끝난 암환우들에게 그냥 정상적인 활동을 하고, 정기적으로 병원에 와서 검진만 하면 된다고 이야기를 듣는다. 아울러 병원에서 표준치료를 마치고 나면 대부분의 암환우들은 암세포가 제거되었기에 완치되었다고 착각을 하게 된다. 그렇지만 먹거리, 생활습관, 그리고 환경에서 잘못된 원인이 5~30년 정도 매우 오랫동안 반복되면서 암이 생성되고 증식한다. 그래서 암이 발병하게 된 원인이 제거되는 새로운 삶을 시작해야 하는데, 원래의 삶으로 다시 돌아가게 되면 언젠가는 다시 재발하는 고통과 아픔을 겪게 된다. 현재 우리나라는 조기검진 및 암 치료 기술의 획기적인 발전에 따라 5년 생존율이 높아진 것은 사실이지만, 재발률을 최대한 줄이는 노력도 하여야 한다. 현재 우리나라에는 재발률에 대한 통계는 없는 편이다.

미국, 일본, 독일을 포함한 여러 유럽국가에서는 통합의학을 바탕으로 암환우들을 관리하는 회복프로그램들이 다양하게 확립되어 있다. 특히 적절한 암환우 회복프로그램에 참여한 사람들의 보험청구액이 훨씬 적다는 사실을 바탕으로, 미국을 비롯하여 유럽 선진국의 보험회사에서는 회복프로그램을 지원한다. 즉, 적절한 암환우 회복 프로그램에 참여한 사람들은 재발 및 전이가 되는 확률이 현저하게 줄어들기 때문에 보험회사에서도 이런 종류의 암환우 회복프로그램을 재정적으로 지원하는 것이다.

병원에서 표준치료를 마친 암환우들은 인터넷, 언론, 책 등에서 접하게 되는 엄청난 정보의 홍수 속에서 자리 잡고 있는 민간요법들에 대한 '대혼란'이 시작된다. 더군다나 지인 또는 친척들이 진심으로 전달해 주는 각종 민간요법은 혼란을 더 부추기고 있다. 일반적으로 암환우들이 접하게 되는 모든 종류의 민간요법들은 비과학적이거나 또는 주관적인 견해가 매우 많고, 몇몇 특별한 경우에 해당하는 사례를 모든 암환우에게 적용된다고 일반화를 시키는 경우가 대부분이다. 아울러 상업적으로 악용하는 경우와 겹쳐져 누구도 판단하기 어려울 정도로 지극히 혼란스럽다.

민간요법으로 알려진 것들은 주로 면역력 증강에 관련되는 내용인데, 동물실험 또는 임상사례를 통하여 효능이 증명된 것들도 많이 있다. 그런데 가장 큰 문제는 '면역력을 증강하는 특효비법'만으로는 암을 이길 수 없고, 근본적으로 치료할 수 없다는 것이다. 면역을 담당하고 있는 모든 종류의 면역세포(B 림프구, T 림프구, NK 세포, 백혈구 등)가 정상적으로 체내에서 생성되어야 하고, 그리고 생성된 면역세포들이 암세포와 싸워서 이길 수 있는 조건들이 수없이 많다는 것으로, 몇 가지 비법으로 암을 극복할 수 없다는 것이다.

먹거리, 생활습관, 정신적 환경 등이 조화롭게 서로 상호작용하면서 기본이 회복되어야 하기 때문이다. 진시황이 불로초를 찾아다녔듯이 대부분의 암환우들이 특별한 비법을 찾아다니지만, 결론적으로 특별한 비법은 없고, 암환우들이 이미 자신이 가진 면역력을 원래대로 회복하는 것이 가장 급한 특별한 비법이다. 본인이 가진 면역력이 원래대로 회복되면, 현재 민간요법으로 회자하는 모든 방법을 적절하게 적용하면서 시너지 효과를 기대할 수 있다. 치료를 위한 현대의학의 예방과 회복을 위한 프로그램이 함께 진행될 때 진정으로 암을 극복할 수 있을 것이다.

인간의 한계

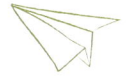

학문을 가장 깊이 있게 알고, 연구하는 전문가에게 박사라는 호칭을 붙인다. 신학, 수학, 물리, 생물, 화학 등과 같은 기초학문이나, 공학, 농학 등과 같은 응용학문에서 가장 전문가일 때 박사라고 부르는데, 일반적으로 박사를 영어로 'Ph.D.'로 표기한다. 이는 'Doctor of Philosophy(철학박사)'를 줄인 것이다.

그런데 신학으로 박사학위를 받아도 'Ph.D.', 화학으로 박사학위를 받아도 'Ph.D.', 공학으로 박사학위를 받아도 'Ph.D.'를 받는다. 우리는 신학을 전공한 사람은 'Ph.D. 신학박사', 화학을 전공한 사람은 'Ph.D. 이학박사', 공학을 전공한 사람은 'Ph.D. 공학박사'라고 번역해 사용한다. 같은 'Ph.D.'를 받았는데, 신학박사, 이학박사, 공학박사라고 번역해 사용하고 있는 것이다. 이처럼 기초과학을 연구했든, 신학을 연구했든지 간에 관계없이 모든 사람에게 'Ph.D.(철학박사)'를 수여하는 것은 의미심장하다. 이는 '박사라고 하면서 무엇을 제대로 알고 있느냐?'라는 철학적인 질문을 던지는 것이다. 인간의 가장 큰 착각은 자신을 똑똑하다고 생각하는 것이다. 그러나 인간의 한계를 생각해 보면 알지 못하는 것이 대부분이다.

중·고등학교 과학 시간에 물질에 대해 배우게 된다. 종이라는 물질의 본질은 무엇일까? 종이는 나무의 셀룰로오스(cellulose)에서 만들어지고, 셀룰로오스는 나무에서 생산된다. 셀룰로오스를 작게 분석해보니, 산소, 수소, 탄소의 화합물로 구성돼 있다는 것이 과학자들에 의해 발견됐다. 산소, 수소, 탄소와 같은 원소들을 다시 잘게 부숴보니 원자핵과 전자로 구성된 것을 발견했고, 원자핵은 양성자, 중성자로 나뉘어 있는 것이 발견됐다. 그런데 양성자, 중성자는 무엇으로 구성돼 있는가? 양성자, 중성자보다 더 작은 입자가 있는지에 대해서는 똑똑한 과학자들 역시 전혀 모르고 있다. 종이의 본질이 무엇인지도 모르면서 종이라는 물질을 보고 있고, 사용하고 있다. 금이라는 물질의 본질도 모르면서 손가락에 금반지를 끼고 있다. 또한, 플라스틱의 본질도 모른 채 물건을 담는 용기로 사용하고 있는 것이다.

현재 인간이 사용하고, 눈으로 보는 모든 물질의 본질을 알고 있는 사람은 하나도 없다. 단지 종이, 금, 플라스틱 등의 모양으로 물질의 형상을 보고 있을 뿐이다. 그렇다. 인간의 눈으로 보는 모든 물질의 본질을 알고 있는 이는 하나도 없다.

물질을 구성하고 있는 가장 작은 입자를 발견하기 위해 과학자들은 가속기를 사용한다. 빛의 속도에 가까울 정도로 엄청나게 속도를 올리는 장치가 가속기인데, 설치비 및 운영비가 너무 고가라 전 세계에서 미국, 일본, 러시아 등을 비롯한 몇몇 선진국에서만 가동하고 있다. 가속기를 사용해 빛에 가까울 정도로 엄청나게 속도를 올린 입자를 서로 충돌시키면 무수히 작은 입자 조각으로 부서지게 되는데, 그 중에서 가장 작은 입자를 발견해 '뮤온(muon)' 등과 같이 입자에 이름을 붙이는 사람은 노벨 물리학상을 받고 있다. 이것이 현재 인간의 한계이다.

사람들은 개인적인 인생관을 형성하는데, 눈으로 보고, 귀로 듣고, 머리로 인식하는 방법을 사용한다. 그러나 사람들의 눈은 진실보다는 허상을 본다는 사실을 명심해야 한다. 극장에서 영화를 끊어진 동작으로 연속해 빠르게 보여주면, 눈에 있는 망막의 잔상효과에 의해 끊어진 동작들이 연결된 동작처럼 보이는 착각을 하게 된다. 여름철에 소낙비가 올 때도 빗물이 주룩주룩 내리고 있는 것처럼 눈에 보이지만, 실제로는 빗방울이 똑똑 떨어지고 있는 것이다. 수도꼭지에서 내려오는 물줄기와 같이 연속적인 것이 아니라 한 개의 물방울이 떨어지는데, 우리 눈에는 빗줄기로 보이는 착각을 하는 것이다.

허상을 볼 수밖에 없는 눈을 가진 인간들은 진리보다는 착각 속에서 허상으로 얼룩진 모습을 보고 있다. 이것이 현재 인간의 한계이다. 인간이 가장 강할 때는 자연의 모습으로 돌아갈 때다. 모든 지식을 알고 습득한 후에 건강이 찾아오는 것이 아니라 가장 자연적인 인간의 모습으로 돌아갈 때 비로소 건강을 되찾을 수 있다는 점을 늘 기억해야 한다.

후성유전학
(Epigenetics)

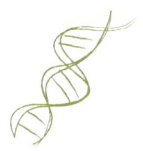

사람의 욕심은 끝이 없다. 그 욕심은 현대에 들어서면서 과학적인 지식으로 탈바꿈되어 끝없는 첨단기술의 개발로 이어지고 있다. 20세기에 가장 위대한 과학발전으로 유전자에 관한 연구로 '게놈 프로젝트(Genome Project)'를 꼽을 수 있다. '게놈'이란 단어는 '유전자(gene)'와 '염색체(chromosome)'의 합성어로 인간 유전자에 관한 세부적인 연구로 1990년에 시작하여 2003년에 완료되었다.

게놈 프로젝트에 의해 밝혀진 사실은 인간 유전자는 약 20,000~40,000개 정도가 있다는 것이며 이는 원래 과학자들이 예상한 숫자보다는 훨씬 적은 것이다. 인간 게놈이 과학자들에 의하여 밝혀지면서 각각의 유전자가 가진 기능에 관한 연구가 진행되고 있어 유전적으로 물려받은 유전성 질환에 관한 연구가 활발해지고 있다. 그래서 부모로부터 물려받은 유전자의 종류에 따라 유전적 질병의 원인이 무엇인가를 밝혀내고, 더 나아가서는 치료방법을 찾는 연구가 진행되고 있다.

아울러 유전자의 배열에 따른 약 30억 개의 다양한 염기서열에 관한 연구를 진행하여 개인 간, 인종 간 그리고 생물 간 게놈 정보의 차이점을 찾아내 각각의 생체학적 차이에 관한 연구도 진행하고 있다. 이런 연구들을 수행하는 학문을 '유전학'이라 한다. 유전학은 부모로부터 물려받은 유전자에 의해 사람들의 모든 성격, 건강, 질병 발병 등에 직접적인 영향을 받는다는 것을 증명하는 학문이다. 즉, 부모로부터 잘못된 유전자를 물려받은 경우 언젠가는 잘못된 유전자로 피해를 받을 수 있다는 것이다.

그러나 최근에는 '후성유전학'에 관한 연구가 주목을 끌고 있다. 정확하게 같은 유전자를 갖고 있는 일란성 쌍둥이가 부모로부터 당뇨 등과 같은 질환을 발생시키는 유전자를 가지고 태어났다. 출생 후 50년이 지났을 때, 일란성 쌍둥이 형은 당뇨에 걸렸는데, 동생은 아무런 문제없이 건강하게 살고 있다는 사실이 관찰되었다. 비록 부모로부터 문제가 있는 유전자를 물려받았지만, 식습관, 생활환경, 그리고 생활습관에 따라 질병이 발병할 수도 있고 발병하지 않을 수도 있다는 사실이다. 선천적이고 유전적인 사항만 중요한 것이 아니라 어떻게 살았느냐는 것도 매우 중요하다는 사실이다.

식습관, 생활환경, 생활습관 등과 같은 후성적인 사항들이 질병의 발병에 매우 중요한 역할을 한다는 것이 후성유전학을 연구하는 과학자들에 의하여 발견되었다. 즉, 식습관, 생활환경, 생활습관 등과 같은 후성적인 사항들이 잘 관리된다면 부모로부터 물려받은 문제 유전자가 발현되지 않아 병에 걸리지 않게 된다는 사실이다. 부모로부터 문제가 있는 유전자를 물려받았다 하더라도 문제 유전자가 작동하지 못하도록 우리의 삶이 바뀐다면 문제될 것이 없는 것이다. 천문학적인 연구비를 투자한 게놈 프로젝트로 인하여 우리의 몸에 잘못된 유전자가 있는지를 알아낼 수 있는 방법은 찾았지만, 잘못된 문제 유전자를 고칠 수 있는 방법은 없다. BRCA 유방암 유전자를 갖고 있는 유명한 여배우가 유방을 절제하였지만, 현재 그의 삶에 문제가 있다면 암으로부터 전혀 자유롭지 않을 것이다.

어떤 유전자가 내 안에 있느냐도 물론 중요하겠지만 부모로부터 물려받은 문제 유전자가 내 몸속에 있다 하더라도 삶의 모습에 따라 작동할 수도 있고 작동하지 않을 수도 있다는 사실을 명심하여야 한다.

일류대 다람쥐

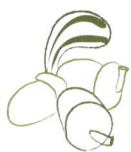

사람의 마음이 가장 고요해질 때는 역시 자연과 마주할 때이다. 산, 바다, 강, 들과 같은 자연 속에 놓였을 때 참 행복과 여유를 만끽할 수 있다. 봄이면 노란색의 산수유가 만발하고, 개나리도 질세라 노란 꽃을 마음껏 자랑한다. 겨울 동안 움츠렸던 개구리들도 기지개를 켜면서 오가는데, 산은 겨울 동안 침엽수의 푸른색과 활엽수의 우중충한 황토색이 어우러져 있다. 봄이 오면서 산과 들이 푸른색으로 바뀌는 모습이 신기하고 감사할 뿐이다.

우리나라 산에는 소나무와 참나무가 가장 많다. 소나무는 일 년 내내 푸른빛을 내뿜는 상록수로 우리 눈을 풍요롭게 해주고 있다. 소나무가 산에 많은 이유는 식목일이면 누군가가 몇 그루씩 산에 심었기 때문이다. 또한, 중·고등학교 시절에는 종종 학생들이 단체로 동원돼 산에서 소나무에 붙어있는 징그러운 송충이를 젓가락으로 잡았던 기억이 있다. 이렇듯 소나무를 많이 심고 송충이를 잡는 등 관리를 잘 했기 때문에 우리나라 산에 소나무가 가장 많은 것은 당연하다. 그러나 도토리나무 또는 상수리나무라고 불리는 참나무는 누가 심지도 않았는데, 우리나라를 비롯해 전 세계의 모든 산에 풍부하게 군락을 이루고 있다. 아무도 심지 않은 참나무가 왜 그렇게 산에 많을까?

참나무는 가을에 도토리를 많이 열리게 해 우리에게 '묵'이라는 자연적인 먹거리를 공급한다. 묵은 탄닌산이 풍부해서 인체 내에 축적된 중금속을 해독하기 때문에 건강식으로 인기가 많다. 또한, 참나무는 참숯을 만드는 재료가 되며, 표고버섯 등을 생산하는데도 필수적이다. 아울러 참나무는 흉년이 들 때는 도토리 열매를 많이 맺어 모든 동물의 먹이로 충분히 공급하고, 풍년일 때는 도토리 열매를 적게 생산하는 것으로 자연의 순기능을 담당하고 있다.

가을 참나무에는 도토리가 무성하게 열리는데, 이 도토리는 바로 다람쥐의 먹거리가 된다. 그래서 다람쥐는 가을 동안 풍성하게 열린 도토리들을 열심히 따서 겨울 동안 먹을 양식으로 저장한다. 이 나무, 저 나무를 열심히 오가며 많이 딴 도토리를 다른 다람쥐들이 모르는 자기만의 장소에 이곳저곳 숨겨놓는다. 그런데 다람쥐는 머리가 총명하지 못해 자신이 숨겨놓은 도토리 저장고를 다 찾지 못한다. 낙엽 밑에 숨겨진 도토리 중 다람쥐가 찾지 못한 도토리에서 싹이 나 참나무로 자란다. 이 때문에 깊은 산에도 참나무가 많은 것이다. 아무도 심지 않았는데도 말이다.

만약 우리나라에 사는 다람쥐가 모두 일류대에 들어갈 수 있을 정도로 똑똑한 다람쥐였다면 우리나라 산에는 참나무가 없을 것이다. 똑똑한 다람쥐가 이곳저곳에 자기가 숨겨놓은 모든 도토리를 찾아서 먹거리로 했다면 산에는 참나무가 자랄 수가 없다. 또한, 일류대 다람쥐라면 머리가 아주 좋아서 다른 다람쥐들이 숨기는 곳을 곁눈으로 보고 알아두었다가 모두 찾아 먹어버려 산에는 참나무가 한그루도 없을 것이다. 누가 일부러 심지 않는 한 말이다.

참나무가 없어진 산을 상상해보자! 푸르고 풍요로운 산이 아니라 메마르고 황폐한 산의 모습이 우리가 눈으로 보는 산의 풍경이 될 것이다. 이 세상 모든 다람쥐가 일류대에 들어갈 정도로 똑똑한 다람쥐라면 전 세계의 모든 산은 참나무가 사라진 황폐한 산의 모습이 될 것이다.

이 세상에는 최고가 존재할 이유도 있지만, 꼴찌가 존재할 이유도 있는 것이다. 꼴찌 다람쥐가 존재했기에 산이 푸르고 풍요로웠듯이,

꼴찌 사람도 존재하기에 세상이 풍요롭고, 사람들이 사람답게 살 수 있는 세상이 되는 것이다. 만약 이 세상에 똑똑한 최고의 사람들만 있다면 일등이 무슨 의미가 있겠는가.

똑똑하지 못한 다람쥐가 겨울 양식으로 사용할 도토리를 잔뜩 따서는 양쪽 볼에 터질 듯이 우겨넣은 모습은 욕심이 가득 찬 우리의 자화상을 보는 것 같다. 저렇게 양쪽이 터질 듯이 따서 숨겨놓는 도토리를 모두 다 찾아 먹지도 못하면서 말이다. 그러나 꼴찌 다람쥐가 온 힘을 다해 도토리를 딴 후 열심히 이곳저곳에 숨기는 노력을 했다는 사실은 매우 중요하다. 찾아 먹지 못한 도토리에서 싹이 트려면 도토리는 반드시 흙과 접촉해야 한다. 만약 멍청한 다람쥐가 게을러서 도토리를 대충 낙엽 위에 뿌려놓는다면, 흙과 접촉하지 못한 도토리는 모두 부패한다. 짧은 앞발을 가진 다람쥐가 도토리를 숨길 때, 낙엽 아래 가장 깊숙한 바닥에 숨기는 최선의 노력이 없었다면 도토리가 제대로 싹트지 못했을 것이다.

그렇다. 꼴찌 다람쥐도 온 힘을 다해 낙엽 깊이 숨겼기에 흙과 접촉한 도토리가 싹이 트기 시작할 수 있었다. 만약 꼴찌 다람쥐가 부지런하지 않고, 온 힘을 다하지도 않고, 그냥 도토리 몇 개만 따서 이곳저곳에 깊이 숨기지도 않은 채 낙엽 위에 흩어놓았다면 참나무는 자랄 수 없었을 것이다.

현재 우리의 모습은 모두가 다 최고 다람쥐가 되고자 하는 것과 같다. 꼴찌도 최고가 되고자 하고, 중간도 최고가 되고자 하고, 최고는 당연히 최고의 자리를 지키고자 하는 것에서 인간의 불행은 시작된다. 그동안 우리나라 사람들은 본인이 꼴찌인지, 중간인지, 최고인지도 모르고 항상 최고가 되기 위한 치열한 삶을 살아왔다. 이러한 삶을 살면서 정신적인 압박감에 시달려왔고, 육체적으로 무리하게 된 것이 만병의 근원인 셈이다. 가난과 굶주림에서 벗어나고자 밤잠도 자지 않고 열심히 노력한 결과 풍요로움을 가졌지만, 그 대가는 심각할 정도로 문제가 많다.

건강을 회복하기 위해서는 가지고 있으면 부담이 되는 모든 것들을 비우고, 내려놓는 연습을 해 원래의 자기 모습으로 돌아가야 한다. 세상 모든 일에는 늘 최고, 중간, 꼴찌가 각각 존재해야 할 이유가 있으며, 최고는 최고대로, 중간은 중간대로, 꼴찌는 꼴찌대로 최선을 다하는 모습이 세상을 세상답게 만드는 비결이다. 꼴찌가 최선을 다해 꼴찌가 됐을 때, 박수와 갈채를 보내면서 꼴찌로서의 자부심을 느끼고 떳떳하게 살아갈 수 있도록 하는 세상이 인간이 살아야 할 진짜 세상이다. 주위를 둘러보아서 최선을 다하고 있는데 꼴찌를 벗어나지 못하고 있는 사람이 있다면 그들에게 박수와 갈채와 격려를 해주자.

우리는 이 세상을 살면서 여러 가지 어려움을 겪으면서 육체적인 허약함으로 고통을 받는 경우도 "왜 내가?(why me?)"라는 질문을 수 없이 던지지만, 해답을 얻을 수는 없다. 이해되지도 않고 해답도 모르지만 아픔과 약함 속에서 자기 존재감을 찾을 수 있는 지혜와 용기가 필요하다. 꼴찌 다람쥐 때문에 산이 푸르고 풍요한 것처럼 말이다. 치열하게 무리하면서 자리를 지키는 일등보다는 노력하는 과정을 즐기며 최선을 다하는 꼴찌가 진정한 행복을 얻을 것이다.

행복은 '결과'가 아니라 '과정'

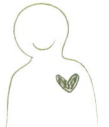

행복의 기준은 무엇인가? 많이 가지는 것일까? 그렇다면 이 세상에서 부자들은 다 행복해야 하는데, 그렇지는 않은 것 같다. 현재 가지고 있는 것을 바탕으로 더 많은 것들을 가지려고 밤낮으로 전력(戰力)을 다하는 모습을 본다. 그리고 지금 가지고 있는 것에서 조금이라도 손해 보지 않으려고 노심초사하는 모습을 본다. 그런데 어느 정도 재산을 가지고 있으면 행복할 것인가? 1억? 10억? 100억? 1,000억? "나는 행복하다"고 자신 있게 선언할 수 있는 재산의 규모는 어느 정도일까?

많이 가지면 여유도 있고 좋겠지만, 많이 가졌다고 하여 행복한 것은 아닌 것 같다. 방글라데시가 국민행복지수 세계 1위인 적이 있었다.

국민소득도 낮고 매년 폭풍과 태풍으로 피해를 보고 있는 방글라데시 국민의 행복지수가 왜 세계 1위였을까? 얼마나 많이 가지고 있는 것이 행복의 기준이 아니라, 현재 가지고 있는 것에 얼마나 만족한 삶을 사느냐가 바로 행복의 비결이다.

모든 사람은 행복을 찾아서 나름대로 온 힘을 다하며 살고 있다. 자식의 성공을 위하여 유치원에서부터 선행학습을 시키고, 조기 유학을 시키면서까지 자식의 성공을 기원하고 있다. 기러기 아빠, 독수리 아빠 등으로 표현되는 오늘날 가정의 모습은 삶의 목적이 무엇인가를 생각해 보게 한다. 남편과 아내가 생이별하면서까지 자식의 성공을 바라는 한국 부모들의 정성은 대단하다. 방송 또는 신문에서 조기 유학에서 성공한 사람들의 성공담이 자주 소개되면서 많은 사람으로부터 부러움의 대상이 되고 있다. 그러나 현실적으로는 조기 유학을 가서 성공하는 확률이 매우 낮다는 사실도 명심하여야 한다. 아울러 너무 일찍 외국 문화를 접하면서 보이지 않는 인종차별로 마음고생을 하다가 정신적으로 문제가 생기는 아이들도 많다. 겉으로 보기에는 멀쩡한 것 같지만, 속으로는 누구에게도 말 못하고 혼자 고민하다가 우울증 또는 정신병을 호소하는 아이들도 많다는 사실을 알아야 한다.

무엇을 얼마나 가지고 있는지가 행복의 기준이 아니라, 행복을 찾아

노력하는 과정의 순간순간을 얼마나 보람 있게 보내고 있는지가 바로 행복의 기준이다. 비록 현재 아픔과 약함이 있지만, 오늘 하루를 만족하고 살아간다면 우리는 행복한 사람이다. 결과와 관계없이…. 물론 결과가 좋으면 더 행복하겠지만 말이다.

비워야 산다.

요즘 사람들은 많이 가지려고 애를 쓴다. 돈도, 명예도, 직함도…. 하지만 이 모든 것들이 꼭 좋은 것들로 채워지기는 어렵다. 암환우 중에도 많은 것을 가진 사람들이 많다. 그중에는 필요한 것도 있지만, 불필요한 것도 있는데 이것에도 욕심을 많이 낸다.

일반적으로 12월~2월 사이에 농부들은 복숭아, 사과 같은 과수나무에 가지치기를 한다. 굵은 나뭇가지에서 작은 나뭇가지들이 여기저기 봄 구경을 하려고 고개를 들고 있는 것이다. 그런데 이런 작은 나무 가지들을 가지치기하지 않으면 조그마한 과일들이 너무 많이 열려 문제가 생기는 것이다.

마찬가지로 암환우들이 암으로부터 완전히 회복하기 위해서는 많은 것을 비우고 가지치기 하여야 한다. 인간의 면역력이 가장 강할 때는 어머니 태속에서 금방 나왔을 때이다. 태아는 아무것도 가진 것이 없는 상태이지만, 어머니로부터 물려받은 자연스러운 면역력이 100%인 것이다. 아무것도 가지지 않았을 때가 가장 강하기 때문에 면역력을 강한 상태로 회복하기 위해서는 가지고 있으면 안 되는 것들을 비우는 일을 해야 한다. 가지고 있는 모든 것들을 노트에 일일이 적어놓고, 과감하게 한 개씩 비우는 연습을 해야 한다. 내가 살기 위하여….

그중에서 가장 먼저 비워야 할 것이 '분노'이다. 우리나라의 많은 사람은 분노를 가슴에 품고 사는 것이 당연하며 한국 사람들의 근성이라고 이야기하고 있다. 그러나 이러한 분노를 가슴에 너무 오랫동안 품고 있으면, 나쁜 종류의 각종 호르몬이 과다하게 분비되면서 각종 질환을 발생시키는 원인이 되고, 면역력이 회복되지 못하는 가장 큰 원인이 된다. 몸이 아프다면 우선 마음부터 치료해야 한다. 따라서 암환우나 각종 만성질환으로 어려움이 있는 사람들에게는 각자 마음속에 품고 있는 분노를 무조건 비우고 가지를 치는 일이 무엇보다 필요하다. 이 세상을 살다 보면 억울한 일도 많고 너무 가슴 아픈 일들이 많아서 많은 종류의 분노가 가슴 이곳저곳에 자리를 잡고 있다. 도저히 용서하지 못할 사람들도 있다. 밤에 자다가 꿈에 나타날까

두려운 사람들의 이름을 노트에 일일이 적어 놓고, 오늘부터 한 사람씩 이름을 지우개로 지우는 연습을 하여야 한다. 이름을 적을 때 볼펜으로 적으면 지우개로 잘 지워지지 않지만, 그래도 지우개로 빡빡 문지르면서 지우다 보면 종이가 벗겨져 구멍이 생기면서 이름이 지워지게 된다. 이렇게 해서라도 지워야 살 수 있다.

'분노'가 자리 잡고 있었던 공간을 '감사'와 '헌신'으로 채우게 되면 기적이 일어나게 된다. 분노를 비우고 그 빈자리에 감사와 헌신으로 채웠을 때, 면역세포가 춤을 추게 되는 것이다. 인터넷, 책, 언론, 또는 방송 등을 통하여 말기 암환우들의 기적적인 치유에 대해 많은 소식을 접하게 된다. 심지어는 병원에서 치료를 포기한 시한부 말기 암환우들이지만, 현대의학으로서는 이해할 수 없고 설명할 수 없는 일들이 많이 발생하는 것이 사실이다. 이러한 기적은 바로 자기 자신을 철저하게 비우고 가지를 치고, 감사하는 마음을 가지고 다른 사람들을 위하여 봉사하고 헌신할 때 시작되는 것이다. 그 가운데 면역력이 원래대로 회복되어 기적과 같은 치유가 일어나는 것이다.

인간의 삶을 '제로섬 게임(zero sum game)'이라고 한다. 인간이 출생하여 죽을 때까지 수없이 많은 것들을 소유하고 누리지만, 모든 것에는 대가가 있으며 좋은 것과 나쁜 것을 서로 합치면 결국 제로(zero)가 된다는 것이다. 빈손으로 왔다 빈손으로 가는 것이 인생이라고 하지 않았던가? 더 가지기 위해 스트레스를 받고, 부담되는 것들을 계속 가지고 가면서 사람은 서서히 무너지고 있는 것이다. 내려놓았을 때 채워지는 기적을 체험하기 위해 가장 먼저 할 일은 내가 가진 것들을 과감하게 버릴 수 있는 결단이다.

왜? 비워야지만 살 수 있기 때문이다.

물이 회복의 시작이다.

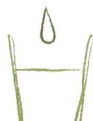

인체의 70%는 물로 구성돼 있다. 방금 태어난 어린아이는 90%, 그리고 70세가 넘은 노인들은 50%가 물로 구성돼 있다. 나이가 들수록 우리 체내 물의 양은 줄어든다. 피부 노화가 시작되면서 주름살이 생기기도 하지만 물의 양이 적어지면서 쭈글쭈글 주름살이 생기게 되는 것이다. 따라서 주름살이 생긴 후 값비싼 화장품이나 보톡스와 같은 방법을 사용하지 말고, 평소에 물을 많이 먹어서 몸을 물로 팽팽하게 채우는 것이 좋다.

물은 신체에서 가장 중요한 역할을 하는 물질로서 부족하면 만병의 원인이 되기도 한다. 인체구성 성분 중에서 물은 가장 많은 비중을 차지하고 있는데, 특히 혈액, 뇌, 조직 등은 80% 이상이 물로 구성돼 있다. 칼슘, 마그네슘, 나트륨, 칼륨과 같이 혈액에 가장 중요한 영양분을 공급하고 있으며, 면역체계의 가장 기본적인 물질이다.

인체에 물이 부족하게 되면 혈액 농도가 진해지면서 혈액순환 시 모세혈관까지 혈액이 공급되지 않아 모세혈관이 막히게 된다. 히스타민과 같은 호르몬 대사이상이 발생하며 생리통, 두통, 근육통과 같은 통증을 유발하게 된다. 물이 부족하게 되면 췌장액 분비가 저하돼 산성에 의한 장염을 유발하게 되며, 만병의 근원이 된다.

인체에서 물이 부족하게 되면 다음과 같은 증상이 발생할 수 있다.

- 원인없이 피곤한 경우
- 쓸데없이 화를 자주 내고 긴장하는 경우
- 몸에 힘이 없고 머리가 무거운 경우
- 잠을 잘 못자는 경우
- 원인없이 숨이 가쁜 경우
- 인내심과 집중력이 부족한 경우
- 음료가 심하게 먹고 싶을 경우
- 물에 관련된 꿈을 많이 꾸는 경우

내가 원하지 않더라도 평상시 땀, 소변, 대변을 통해 많은 양의 물이 몸에서 빠져나가고, 잠을 자는 동안에도 호흡을 통해 많은 양의 수분이 빠져나간다. 따라서 적절한 양의 물이 항상 균일하게 우리 몸속에 존재하려면 의식적으로라도 정기적인 물 섭취가 필요하다. 물 부족이 장기적으로 지속되면 언젠가는 만성질환이 발생하는 결정적인 원인이 된다.

일반적으로 몸무게 1kg에 30mL의 물을 섭취해야 한다. 예를 들면 50kg이 몸무게일 때 1.5L의 물을 6~8회 정도 나눠서 섭취하면 된다. 식사 전 30분, 그리고 식사 후 2시간 뒤에 한 컵(약 200~300mL)을 6~8회에 걸쳐 섭취하면 된다. 입안이 말라붙거나, 갈증을 느끼면 물 부족 현상이 이미 발생한 것이기 때문에, 물이 부족하기 전에 미리 섭취해야 한다. 따라서 땀을 흘리는 운동을 한다면 운동하기 전에 미리 물을 섭취하는 것이 좋다.

물이 부족한지 아는 방법은 소변 색깔을 보고 판단하는데, 소변 색깔이 진한 노란색이면 물이 부족하다는 증거로 즉시 보충해야 한다. 자각증세를 통하여 인체는 사람에게 상태를 알려 주는데, 소변의 색깔이 노란색인 것은 물이 부족하니 물을 먹으라고 알려 주는 것이다. 아무 이유 없이 노란색이 되는 것은 아니다. 그래서 아침에 일어나 본 첫 번째 소변 색깔이 짙은 노란색이면 잠을 자는 동안 물이 부족했다는 증거로 취침 전에 적당한 양의 물을 섭취하는 것이 좋다. 그렇지만 물을 너무 많이 먹어도 몸에 해롭다. 아무리 좋은 것이라도 많이 먹으면 몸에 해롭다는 사실을 알아야 한다. 물이 중요하다고 너무 많은 양의 물을 마시면 신장에 무리를 주게 돼 좋지 않다. 하루에 화장실을 6~8회 이상 가게 되면 물을 너무 많이 마시는 것으로 인식해야 한다.

물을 섭취하게 되면 나트륨과 수용성 비타민이 체외로 빠져나가기 때문에, 평소 저염식을 하고 있다면 소금과 비타민을 추가로 섭취해야 할 필요가 있다. 소금을 너무 많이 섭취하는 것도 나쁘지만, 소금을 너무 적게 먹는 것도 좋지 않기 때문에 적절한 양의 소금이 체내에 유지되도록 해야 한다. 가장 자연스러운 소금은 천일염(팬에서 가열해 만든 회색 빛깔의 소금)이 가장 좋으며 채소, 과일을 추가로 섭취해 수용성 비타민을 보충해야 한다.

커피, 녹차, 음료수를 물로 대체할 수는 없다. 특히 커피, 녹차에는 카페인 성분이 포함돼 있는데 이뇨작용을 일으켜 커피, 녹차를 마시고 나서는 추가로 물을 섭취해야 한다.

요즘은 물의 종류도 참 다양하다. 생수, 약수, 육각수, 약알칼리수, 수소풍부수, 환원수, 자화수, 해양 심층수 등 골라먹기도 힘들만큼 다양한 종류의 물이 있지만 가장 중요한 것은 인체에 필요한 양을 얼마나 정기적으로 섭취하느냐는 것이다. 물을 먹는 것이 가장 어렵고 잘 하지 못한다는 사람들이 많은데, 물을 섭취하는 것은 선택이 아니라 필수로 자연에 순종하는 방법이라는 점, 이 한 가지만 기억해두면 좋겠다.

정수기 종류

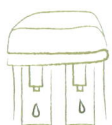

우리가 매일 마시는 물에 대한 관심과 염려는 매우 크다. 주위에서 물에 대한 다양한 정보도 접할 수 있고, 다양한 종류의 물에 관련된 상업적인 제품들도 많다. 그중에서 우리나라에서 많이 사용하고 있는 정수기는 기능적인 면으로 볼 때 몇 가지 종류가 있다. 산업발전과 함께 환경이 오염되면서 원수를 공급받는 강, 호수 등도 오염되기 시작했고, 아울러 지하수가 오염되면서 정수기 산업이 급격하게 발전하기 시작하였다. 중금속, 먼지 또는 흙, 염소(Cl) 등의 소독제, 미생물 등의 오염물질이 마시는 물에 포함되기 시작하였고, 이러한 오염물질을 선택적으로 제거하기 위하여 다양한 종류의 정수기들이 개발되었다.

오래 전에는 모래, 자갈 및 숯을 이용하여 물을 정화하는 간단한 방법을 사용하였지만, 오염물질의 종류가 다양해짐에 따라 정수기의 종류도 다양하게 발전하였다. 현재 시중에서 살 수 있는 정수기는 크게 분류하여 두 가지가 있다. 첫 번째는 저가(低價)로 가장 기본적인 기능을 하는 정수기이다. 중공사막 필터를 이용하여 먼지, 흙 등과 같은 미세물질을 걸러내고, 활성탄을 사용하여 염소와 같은 소독제를 흡착하여 제거하는 기능이 있다. 그런데 이런 정수기로는 중금속을 제거할 수 없기 때문에 다른 종류의 정수기가 개발되었다.

두 번째 정수기는 고가(高價)로 중금속을 제거하는 기능이 추가되었다. 먼지, 흙, 염소 등을 제거하는 기본적인 기능 외에 중금속을 제거하기 위하여 역삼투압 또는 이온교환수지를 이용한 장치가 추가로 장착되어 있다. 그런데 중금속을 제거하기 위해 사용하는 역삼투압 또는 이온교환수지 기술은 중금속을 제거할 뿐 아니라, 물에 포함된 모든 종류의 미네랄도 함께 제거하게 된다. 현재 사용되고 있는 역삼투압과 이온교환수지 기술은 중금속과 미네랄을 구분하여 제거할 수 없기 때문이다.

따라서 고가의 정수기를 통하여 나오는 물은 중금속도 제거되어 있고 미네랄도 제거된 순수한 증류수 등급의 물이다. 그런데 사람들은 이런 종류의 순수하고 깨끗한 물을 좋은 물이라고 생각하는데, 진짜 좋은 물은 각종 미네랄이 풍부하면서 중금속이 없는 물이다. 간혹 물에 포함된 미네랄은 아주 미량이기 때문에, 채소 및 과일과 같은 먹거리를 통하여 섭취할 수 있다고 주장하지만 궁색한 변명이다. 채소와 과일 등의 먹거리를 통해 섭취할 수 있는 미네랄의 종류 및 양은 물을 통하여 섭취하는 미네랄의 종류와 양과는 다르다. 일반적으로 물에 많이 포함된 주요 성분에만 초점이 맞추어져 있는데, 인체에 필요한 것은 주요 성분, 미량 성분, 그리고 초 극미량 성분까지 모두 골고루 포함된 전체식 개념의 물이 필요한 것이다. 안타깝게도 이런 물은 상업적인 정수기로는 만들 방법이 없다. 그렇지만 전 세계의 장수촌에서 마시고 있는 물은 자연이 정화하여 생산한 물로 미네랄이 풍부하면서 중금속이 없는 진짜 좋은 물이다. 산업발전과 환경오염으로 이런 좋은 물을 점점 더 구하기 어려워지고 있다는 사실이 안타깝다.

비싼 고가의 정수기를 가지고 있다고 쓸데없는 정수기라고 너무 걱정할 필요는 없다. 고가의 정수기를 통해 중금속과 미네랄이 함께 제거된 깨끗한 물을 보리, 옥수수, 결명자 등을 넣어서 끓이게 되면 미네랄 성분이 용출되어 중금속은 없고 미네랄이 풍부한 좋은 물이 되기 때문이다. 우리나라는 다른 나라보다 강, 호수 등의 수질이 그다지 나쁘지 않으나 정수된 물이 아파트 등으로 공급되면서, 물을 저장하는 저장탱크의 관리상태가 좋지 않은 편이다. 또한, 정수된 물을 공급하는 수도관의 노후로 부분적인 문제가 생기기도 한다.

일반적으로 물에는 마그네슘과 칼슘이 많이 포함돼 있는데, 마그네슘과 칼슘이 많이 포함된 물은 경수(센물)이고, 마그네슘과 칼슘이 상대적으로 적게 포함된 물은 연수이다. 경수(센물)는 마그네슘과 칼슘 때문에 비누 세탁이 잘되지 않고, 연수는 비누가 잘 풀려서 세탁이 잘된다. 이런 이유로 연수기가 상업적으로 판매되고 있는데, 연수기는 물속에 포함된 마그네슘과 칼슘을 단순히 제거해주는 정수기이다. 마그네슘과 칼슘이 적게 포함된 연수를 사용하면 지방과 같은 때 성분을 잘 세척할 수 있는 장점만 있을 뿐인데, 다른 피부미용 효과 등을 강조하는 과대광고를 하고 있다.

비싼 연수기를 구입하지 않고 가정에서 간단하게 연수를 만들 수 있는 방법은 다음과 같다. 먼저 비누를 사용해 손을 씻으면 물속에 있는 마그네슘과 칼슘이 비누와 결합하면서 연수가 되기 때문에, 손을 씻은 물은 이미 연수가 돼 있는 것이다. 따라서 손을 씻은 후 얼굴을 씻으면 연수로 얼굴을 씻는 것이니 얼마나 경제적이고 쉬운 방법인가? 때에 따라선 돈으로도 살 수 없는 지혜가 필요한 경우가 우리 삶에는 참 많이 있다.

물의 종류

전 세계적으로 유명한 기적의 물을 들어본 적이 있을 것이다. 가장 대표적인 물은 멕시코의 수도 멕시코시티 북쪽 300km 지점에 트라코테(Tlacote)라는 시골 마을에 있는 물로 연간 방문객이 약 800만 명에 육박할 정도로 유명하다. 워낙 많은 사람이 찾다 보니 1인당 물의 구매 한도를 3리터로 정했는데, 그 3리터를 사기 위해 최소한 3~4일 동안 줄을 서서 기다려야 할 정도로 인기가 많은 물이다. 멕시코 트라코테(Tlacote)의 기적수(奇蹟水) 이외에도, 연간 500만 명의 순례자가 방문하는 프랑스 루르드(Lourdes) 성수(聖水), 인도의 나다나(Nadana) 마법수(魔法水), 일본 오이타(大分)의 일전천령수(日田天領水), 그리고 독일 노르데나우(Nordenau)의 동굴수(洞窟水) 등이 세계에서 가장 유명한 물로 알려져 있다. 이 물들이 유명한 이유는 다양하겠지만 공통적인 특성은 바로 각종 미네랄이 풍부하게 포함되어 있다는 것이다.

우리나라 사람들도 과거부터 물에 대해 특별한 관심이 있었다. 병을 고치는 효능이 있다고 해서 물을 '약수'라고 칭했을 정도다. 특히 동의보감에는 정화수(井華水 : 새벽에 처음 길은 우물물), 한천수(寒泉水 : 찬 샘물), 국화수(菊花水 : 국화 밑에서 나는 물), 춘우수(春雨水 : 정월에 처음으로 내린 빗물), 추로수(秋露水 : 가을철 이슬) 등과 같이 33가지 종류의 물이 소개되어 있는데, 이 33가지 물의 기능이 각각 달라 질환의 종류에 맞게 선택해야 한다고 기술되어 있기도 하다. 그 이외에도 육각수, 생수, 연수, 약알칼리수, 수소환원수, 심층수 등과 같은 다양한 종류의 기능수를 우리 주위에서 흔히 볼 수 있다. 그러나 물에 관심은 많지만 잘 알지는 못하는 경우가 대부분이다.

물을 끓이지 않고 먹어야 좋다고 하여 끓이지 않은 물을 생수라고 한다. 물을 끓여서 그대로 식힌 물에 물고기를 넣으면 얼마 지나지 않아 죽기 때문에 끓여서 마시지 말라고 하는데 물을 끓이게 되면 물속의 용존산소량이 감소하게 돼 물고기가 죽는 것이다. 그러나 물을 식힌 후 손으로 휘저어주면 공기 중의 산소가 다시 물속으로 녹아들어 가서 물고기가 죽지 않는다. 생수가 좋다고 끓이지 않는데, 물은 반드시 끓여 먹어야 트리할로메탄과 같은 발암물질이 제거된다.

물은 수소와 산소로 구성돼 있는데 일반적인 물은 수십 개의 물 분자로 뭉쳐있는 데 비해 인체 내에 있는 물은 5~6개 정도로 작게 뭉쳐 있다고 해 이런 물을 '육각수'라고 한다. 인체 내에서 발견되는 물과 같은 구조를 가진 육각수를 먹으면 좋다고 하여 인기가 있지만, 온도가 낮아지면 모든 물은 육각수가 되는 것이다. 과거에 육각수 냉장고도 시판될 정도였는데, 온도가 낮은 물은 모두 육각수이기 때문에 아주 쉽게 만들 수 있다. 그런데 온도가 낮은 육각수를 마실 때, 36.5도의 체온 때문에 목구멍으로 넘어가는 순간 육각수가 아닌 물로 변한다. 이 때문에 온도가 상승해도 육각수로 존재할 수 있도록 하는 상업용 육각수 제조기들이 판매되기 시작했다. 이런 종류의 상업용 육각수 제조기는 철광석을 이용해 철 성분이 물에 녹아들어 가게 함으로써 화학적으로 한 개의 철 성분 주위에 6개의 물 분자들이 뭉쳐있게 만들어 육각수를 제조하고 있다. 따라서 비싼 육각수 제조기를 구입할 필요 없이, 철분이 많은 음식을 섭취하면서 차가운 물을 마시게 되면 천연 육각수를 먹게 되는 것이다.

약알칼리수 또는 수소환원수는 pH 7.8~8.5에 해당하는 물로, 상업용 약알칼리수 제조기는 물을 전기 분해해 제조한다. 물을 전기분해하면 산소와 수소가 발생하는데, 산소가 발생하는 전극의 물은 산성이고, 수소가 발생하는 전극의 물은 알칼리수로, 적절하게 혼합해 pH를 조절한다. pH는 약알칼리이지만, 칼슘과 마그네슘과 같은 미네랄 성분에 의한 약알칼리가 아니다. 그리고 pH 7.8~8.5에 해당하는 약알칼리 물을 섭취하여 위에 들어가면, pH 2 정도의 위산과 접촉되면서 약알칼리 물은 즉시 중화된다. 약알칼리 물이 건강에 좋다는 것은 단순히 pH가 약알칼리라는 의미가 아니고, 약알칼리가 되기 위하여 칼슘과 마그네슘과 같은 다양한 미네랄이 풍부하게 포함되어 있기 때문이다.

오염되지 않은 시골의 우물물이나 깊은 산속의 바위를 타고 내리는 물이 자연적인 약알칼리수로서, 마그네슘과 칼슘이 풍부하게 포함돼야만 약알칼리수가 되는 것이다. 즉, 자연의 약알칼리수는 마그네슘과 칼슘이 풍부한 물로서 전 세계의 장수촌에서 마시는 물이다. 예전에 시골에서 우물물 또는 샘물로 빨래할 때, 빨래가 잘 안 되는 물은 칼슘과 마그네슘이 많이 포함된 센물(경수)이다. 그런데 이런 칼슘과 마그네슘이 많이 포함된 센물이 자연이 사람에게 준 가장 좋은 선물이다.

페트병에 넣어 상업적으로 판매되는 물을 사람들은 '생수'라고 부르는데, 사실은 병입수(bottled water)가 올바른 표현이다. 병입수는 여러 가지 종류가 있는데, 정제수(purified water, 증류수, 탈이온수 등), 음용수(drinking water, 부분적 정제, 미네랄 첨가 등), 자연수(natural source water, 샘물, 계곡수 등), 특수음료수(special water, 탄산수 등), 해양심층수 등이 있다. 일반적으로 시중에서 구입하는 페트병에 담겨있는 물은 '먹는 샘물'로 구분된다. 페트병을 재활용하여 음식을 보관하는 것은 매우 위험한데 특히 미생물 오염과 페트병의 유해 물질 용출 때문이다.

시중에 페트병에 넣어 판매되는 물에는 빗물이 주성분인 경우도 있고, 지하수가 주성분인 경우도 있다. 빗물이 주성분인 물은 미네랄 함량이 상대적으로 적어 물맛이 순해 사람들이 선호하는데, 실제로는 지하수를 주성분으로 한 물이 훨씬 더 미네랄이 풍부하다. 왜냐하면, 빗물은 강, 호수 등에서 태양열로 물 성분만 증발되어 구름이 되었다가 다시 땅으로 비가 되어 돌아오기 때문에, 땅속 암반을 통과하는 지하수에 비해 미네랄 함량이 부족하기 때문이다.

요즘은 다양한 종류의 물을 주위에서 흔히 볼 수 있는데, 물의 기능에 대해 너무 맹신하지 말고 오염되지 않은 건강한 물을 적절하게 먹는 것이 가장 중요하다. 매일매일 적절하게 먹는 것이 중요하기에 약수든, 정수기 물이든, 수돗물이든지 관계없이 보리, 옥수수, 결명자 등을 넣어서 끓인 후 냉장고에 저장해 먹는 물이 가장 건강한 물이다.

커피, 녹차 등을 마시는 경우에는 카페인으로 인해 체내수분이 체외로 빠져 나가기 때문에, 커피와 녹차 등을 섭취한 양만큼 물을 더 마셔야 한다. 어떤 종류의 물을 마실 것인가에 너무 신경을 쓰지 말고, 적절한 양의 물을 어떻게 먹을 것인가에 더 신경을 쓰는 것이 좋다. 간혹 '암을 고칠 수 있는 물'이 있다는 이야기를 들을 수 있는데 암을 비롯하여 각종 다양한 만성질환 등으로부터 건강을 회복하기 위해서는 물이 가장 기본적으로 필요하다는 사실을 명심하여야 한다. 그러나 물이 직접 병을 치료하는 치료제가 아니라 치료에 필요한 가장 기본적인 필수 성분이기 때문이다. 따라서 특정한 종류의 물을 먹어서 건강이 회복되는 것이 아닌 물 부족으로 문제가 있었던 몸에 물을 보충하는 것, 그 자체가 건강을 회복시키는 가장 기본이 된다.

"물은 그저 물이다"

착한 먹거리

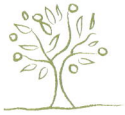

자연스러움. 요즘은 모든 미의 기준이 자연미에 있다. 그만큼 인위적이고 가공된 것에 지쳐있다는 말이기도 하겠다. 먹거리도 마찬가지다. 가장 자연적으로 생산된 먹거리가 착하고 순한 먹거리다. 그러나 상업적인 목적에 따라 경제성 원리를 우선순위로 해 생산된 먹거리는 착한 먹거리가 아니다. 동물도 동물답게 살아가면서 성장해야 하고, 식물도 식물답게 성장해야 착하고 순한 먹거리가 된다.

많은 사람이 채식을 하면서 비싼 친환경·유기농 농산물을 섭취하고 있다. 친환경 농산물을 생산하는 비닐하우스를 방문해 보면, 밤에도 전깃불을 켜놓고 농산물을 생산하고 있는 모습을 흔히 볼 수 있다. 비싼 전기세를 내면서도 전깃불을 켜놓는 이유는 일조량을 늘리면 생산량이 많아지고, 수확시기가 빨라지기 때문이다. 일반적으로 비닐하우스에서 생산하는 농산물들은 주로 쌈 채소류가 많은 편이다. 식물은 잎이 난 다음 꽃이 피고, 그다음에 열매를 맺는 것이 자연스러운 일이다. 그런데 잎채소를 생산하는 경우에는 될 수 있으면 꽃이 피지 않고 잎만 무성하게 계속 열리는 것을 원하게 된다. 그래서 식물의 성장 바이오리듬을 깨기 위해 밤에 잠을 잘 수 없도록 밤새 불을 켜놓는 것이다. 흔히 건강이 나빠지면 비싼 돈을 내면서도 친환경·유기농 채소를 구입해 섭취하게 되는데, 식탁에 올라온 친환경·유기농 채소 중에는 평생 잠을 한숨도 자지 못하고 자라난 채소들이 있을 수 있다.

시골의 논두렁에 가로등이 없는 이유는, 밤에 가로등 불이 켜있으면 벼가 여물지 않기 때문이다. 즉, 식물이건 동물이건 낮에는 성장활동을 활발히 하고, 밤에는 잠을 자는 것이 자연스럽다. 이렇게 자연스럽게 생산된 먹거리는 착하고 순한 먹거리이고, 경제성의 원리에 따라 일평생 잠도 제대로 자지 못한 먹거리는 스트레스에 잔뜩 노출된 나쁜 먹거리이다. 현재 우리가 섭취하고 있는 먹거리는 생산 방법이나 질에 관계없이 그저 눈에 보기 좋은 상업적인 먹거리이며, 사람들은 이에 만족하고 있는 것이 현실이다.

일본 동경에 '세치쿠치(Chez iguchi)'라는 식당이 있는데, 사과수프가 포함된 저녁 식사 한 끼 가격이 1인당 20만 원을 넘는다. 그런데 이렇게 고가임에도 이 메뉴를 먹으려면 1년 동안 기다려야 할 정도로 예약이 밀려있다. 그 인기가 가히 폭발적이라고 할 수 있다. 이 식당이 이렇게 유명해진 이유는 '기무라 아키노리'라는 농민이 생산한 〈기적의 사과〉 덕분이다. 기무라 아키노리는 사과농장을 가진 일본의 전형적인 시골 노인인데, 사과농사를 지을 때 항상 농약이 문제가 됐다. 특히 그의 부인이 농약 알레르기가 무척 심했기 때문에 농약을 뿌리지 않고 사과농사를 지으려고 했지만, 실패에 실패를 거듭했다. 그러나 포기하지 않았던 기무라 아키노리는 마침내 9년 만에 사과를 가장 자연스러운 방법으로 생산하는 것에 성공했다.

산에 열리는 '산사과'는 비료나 농약을 치지 않고, 잡초도 제대로 제거하지 않지만 맛있는 사과 열매를 맺는다는 것에서 착안, 산사과를 키우는 방식대로 사과농사를 지어 9년 만에 성공한 것이다. 가장 자연스러운 방법으로 생산된 사과는 1~2년 동안 상온에 보관해도 썩는 대신 수분만 증발해 쪼글쪼글하게 오그라들게 된다. 기무라 아키노리가 생산한 사과를 요리에 사용하던 요리사가 2년 동안 사과를 자재 창고에 보관했다가, 썩지 않은 사과를 발견하고 다른 사람들에게 알려 유명세를 타게 된 것이다. 가장 자연스러운 방법으로 생산하기 위해 기무라 아키노리가 신경을 써서 한 일은 산사과가 뿌리 내리고 있는 토양과 똑같은 형태로 사과농장의 토양을 바꾸는 일을 한 것이다.

흙을 바꾼다는 것은 매우 시간이 오래 걸리는 일로 마음이 급한 사람에게는 가장 어려운 문제이다. 하지만 썩은 물에 아무리 좋은 물고기를 풀어놓아도 오래 살 수 없는 것처럼 오염된 토양이 바뀌지 않는 한 건강한 먹거리의 생산도 어렵다고 하겠다.

기본을 바꾸는 것.
가장 어렵지만 가장 중요한 일이다. 농사는 농부가 짓는 것이 아니라 흙이 짓기 때문이다.

친환경 농업과 자연농업

로하스, 웰빙에 대한 사람들의 관심이 지대하다. 소비자의 요구가 이어지다 보니 친환경 먹거리를 생산하는 친환경 농업 역시 여러 가지 모습으로 발전하고 있는데, 2013년 현재 우리나라는 친환경의 기준을 무농약, 유기농에 두고 있다. 무농약은 화학비료는 뿌려도 되지만 농약을 사용하면 안 되고, 유기농은 화학비료와 농약을 전혀 사용하지 않는 것이다. 친환경 농업이라는 것은 가장 자연스러운 방법으로 생산하는 것을 의미한다.

우리나라에서는 친환경 농업을 육성하기 위해 저농약, 무농약, 전환기 유기농, 유기농 등 4단계를 시작했는데, 현재는 무농약과 유기농 방식의 2종류만 친환경으로 인정하면서, 세계적으로 인정되고 있는 유기농 단일 인정체계로 점차 변화되는 중이다. 현재 전 세계적으로 웰빙, 로하스, 힐링이 주목을 받으면서 친환경 유기농 제품들의 가격이 폭등하고 있는데, 친환경 농업을 위한 다양한 종류의 친환경 부자재 가격이 폭등하는 것이 가장 큰 원인이 되고 있다.

자연스레 사람들은 유기농 생산물과 관행농 생산물의 차이에 대해서도 관심이 많아졌다. 즉, 2~3배 비싼 유기농 생산품이 좋을 것이라는 막연한 기대감이 있다. 그래서 지금까지 많은 과학자가 유기농 생산물과 비유기농 생산물과의 영양분 차이를 연구했지만, '좋다'는 연구결과와 '차이가 없다'는 상반된 연구결과들이 발표되고 있다. 실제로 지난 2012년 9월에 미국 스탠퍼드 대학에서도 우유를 포함한 237종의 유기농 제품과 비유기농 제품의 영양분 차이를 비교 분석한 결과, 영양분은 전혀 차이가 '없다'는 연구결과를 발표하기도 했다.

그렇다면 2~3배 높은 비용을 내고 섭취하는 유기농 제품의 장점은 무엇인가? 첫째, 물론 영양분의 차이가 없다는 발표는 있었지만, 농약이 없는 안전한 먹거리라는 장점이 있다. 둘째, 농약을 뿌리지 않았기 때문에 미생물들이 살아있는 토양을 후손들에게 물려주는 것에 투자했다는 의의가 있다. 하지만 유기농이라고 무조건 안전하고 건강한 것은 아니라는 점도 인식을 해야 한다.

지난 2011년 독일에서 장 출혈성 대장균, 일명 '슈퍼박테리아' 감염으로 십여 명이 사망하고, 수백 명의 환우가 발생한 사건이 있었다. 당시 슈퍼박테리아의 원인으로 스페인에서 수입한 유기농 오이 또는 독일에서 생산된 유기농 새싹이 지목됐다. 특히 새싹은 고온다습한 환경에서 생산돼 곰팡이 등과 같은 미생물에 오염될 확률이 높은데, 일반 관행농은 농약을 뿌려 재배하기 때문에 미생물들이 죽게 된다. 하지만 오히려 유기농은 농약을 뿌리지 않아 새싹이 미생물에 오염될 확률이 높은 것이다.

아울러 친환경, 유기농 생산품의 상품성을 높이기 위해 유기농 퇴비를 많이 사용하는데, 이에 따른 부작용도 고려해야 한다. 일반적으로 유기농 퇴비는 돈분(돼지똥) 또는 계분(닭똥)을 풀과 섞은 후 발효시켜 만든다. 그런데 충분하게 발효 숙성시키지 않으면 돈분, 계분에 포함된 돼지, 닭의 내장 속 대장균이 살아있게 된다. 완전하게 발효, 숙성되지 않은 유기농 퇴비를 사용해 생산된 유기농 농산물은 슈퍼박테리아에 감염될 여지가 있는 것이다. 따라서 친환경·유기농 제품은 더욱 깨끗하게 씻어 섭취해야 한다.

친환경, 유기농도 가장 자연스러운 방법인 '자연농업'으로 진행돼야 할 것이다. 그런데 자연농업으로 생산된 먹거리는 시각적으로 상품성이 없다는 단점 때문에 수익이 발생해야 하는 농가에서 선호하지 않는다. 소비자들이 재배방법과 영양분에 상관없이 보기 좋은 상품만을 선호해 현재 친환경, 유기농이 경제성 원리에 따라 변질되고 있는 것이다. 따라서 친환경, 유기농을 거쳐 자연농업으로 귀결되는 생산체계를 구축해야 할 것이다.

자연농업은 가장 자연스러운 방식으로 생산하는 옛날 방법이다. 사람이든 음식이든 이왕이면 다홍치마라던 시대는 지났다. 번지르르한 겉모습에 현혹될 것이 아니라 그 속에 담긴 자연스러움을 읽는 눈이 필요할 때이다.

잡초는 잡초가 아니다

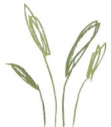

현재 농민에게 농사를 짓는데 가장 어려운 부분이 무엇이냐고 물어보면, "잡초와의 전쟁"이라고 답한다. 잡초는 농산물을 생산할 때 씨앗을 뿌리지 않았음에도 불필요하게 자라서 농산물 경작 시 수확량 감소와 같은 심각한 문제를 발생시킨다. 불볕더위가 오고, 비가 오지 않아 농산물이 잘 자라기 어려운 환경 속에서도 논과 밭 여기저기서 사시사철 꿋꿋하게 자라는 잡초는 농민들의 가장 큰 고민거리다.

그런데 잡초도 이 세상에 존재해야 할 분명한 이유가 있다. 농민들이 그렇게 싫어하는 잡초의 일반적인 특성은 '씨를 뿌리지 않고 물을 주지 않아도 된다.(무경작)', '벌레에 강해 농약이 전혀 필요 없다.(무농약)', 그리고 '스스로 잘 자라나기 때문에 비료를 뿌릴 필요가 전혀 없다.(무비료)'이다. 씨를 뿌리지도 않고, 농약도 치지 않고 비료를 전혀 주지 않는데도 불구하고 이곳저곳에서 끈질기게 자라고 있는 것이다.

잡초는 일반적으로 뿌리가 길고, 땅속 깊게 자리 잡고 있다. 이렇게 토양에 깊게 내린 뿌리는 공기 환기통의 역할을 하게 돼 깊은 땅속으로 공기를 운반하게 된다. 공기가 운반되면 땅속에 산소가 공급되면서 다양한 미생물들이 살아갈 수 있게 된다. 즉, 미생물이 살아갈 수 있도록 '산소통'의 역할을 하는 것이다. 만약 이 세상에 잡초라 불리는 다양한 종류의 식물이 존재하지 않는다면, 모든 토양은 산소공급이 중단돼 죽은 땅이 되어버릴 것이다.

잡초는 사람이 씨를 뿌리지 않아도 스스로 씨를 바람에 날려 보내 번식하고, 모든 산과 들을 살아있는 땅으로 만들고 있는 것이다. 비가 오지 않아도 쑥쑥 자랄 수 있고, 비료를 뿌리지 않아도 잘 성장하고, 농약을 뿌리지 않아도 벌레가 공격하지 못할 정도로 강하다. 또한, 잡초들은 뿌리를 통해 토양 깊은 곳에 있는 미네랄을 빨아올려 자신의 몸에 저장했다가, 시들면 자연스럽게 토양 표층에 축적된다. 그리고 이를 통해 토양 표층에 미네랄과 영양분을 공급하는 순환작용을 하게 된다. 즉, 잡초는 토양 표층에 꼭 필요한 미네랄과 영양분이 항상 일정성분을 유지하도록 하는 광부의 역할도 하는 것이다.

세상에 모두 주연만 존재한다면 누가 그들을 빛나게 해 줄 것인가. 보이지 않는 곳에서 소리 없는 역할을 감당할 잡초 같은 명품 조연의 역할이 반드시 필요하다.

자연농업

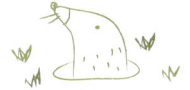

사람의 인체 성분을 화학적으로 분석해 보면 토양과 바닷물의 성분과 같듯 인간도 자연의 한쪽 부분을 차지하고 있다. 토양에 있는 영양분을 인간에게 공급해 주기 위해 토양에 뿌리를 내리고 있는 식물이 필요한 것이다. 식물에 잎이 나고, 꽃이 피고, 열매가 맺기 위해서는 토양으로부터 모든 종류의 영양분들이 식물의 뿌리를 통하여 제대로 전달되어야 한다.

그런데 같은 장소에서 식물이 매년 자라게 되면 토양의 영양분이 소모되어 결핍현상이 발생하게 될 것이다. 그렇지만 산에 있는 풀과 나무들이 뿌리 내리고 있는 지역은 누구도 영양분을 인위적으로 별도 공급해 주지 않더라도 항상 영양분이 풍부하고 균형 있는 토양 상태를 유지하고 있다. 자연 생태적인 순환체계가 이런 상태를 유지할 수 있도록 해준다. 부족한 영양분은 가을이 되면 낙엽이 땅에 떨어져 부패하면서 부엽토가 만들어져 토양에 다시 영양분을 되돌려 주는 역할을 하는 것이다. 산에 사는 각종 동물의 소변, 대변은 풀과 함께 발효되면서 각종 다양한 유기물 대사체가 생성돼 진정으로 살아 숨 쉬는 토양이 되는 것이다.

토양이 살아있다는 것은 각종 미생물이 살아있고, 지렁이가 살아있고, 그리고 땅강아지와 두더지가 살아 꿈틀거리는 환경이 바로 그 증거인 것이다. 이렇게 모든 생물이 살아있는 토양에서 농사하는 것을 '자연농업'이라 한다. 현재 우리나라의 토양들은 서서히 죽어가고 있다. 화학비료의 과다한 사용으로 토양 산성화가 급격하게 진행되고 있고, 제초제의 과다 사용으로 미생물이 죽어가는 토양이 되고 있다. 상품성을 높이기 위해 과다하게 사용한 화학비료로 토양의 질소 함유량이 증가하고 있고, 미네랄의 균형 또한 깨지고 있다.

대량생산을 위한 기계영농화로 토양의 경반층이 점점 증가하는 추세로 장기적인 자연 순환체계에 악영향을 미치고 있다. 토양에 존재하는 칼슘, 철분, 마그네슘, 셀레늄 등과 같은 무기 미네랄 영양성분은 물에 녹지 않는 화합물 형태로 되어 있다. 만약 토양에 있는 미네랄 성분들이 수용성이라면 비가 올 때마다 용해되어 강 또는 바다로 흘러가서, 토양은 미네랄을 전혀 가지지 못할 것이다. 토양에 있는 모든 미네랄 영양성분들은 불용성으로 물에 잘 녹지 않는 성질을 가지고 있다.

그런데 어떻게 식물의 뿌리를 통해 물과 함께 줄기를 타고 올라가 열매와 잎에 미네랄 영양성분이 전달되는 것일까? 그 비밀의 열쇠는 바로 토양에 있는 다양한 종류의 미생물이 가지고 있다. 토양에 존재하는 헤아릴 수 없을 정도로 많은 종류의 각종 미생물이 물에 녹지 않는 불용성 미네랄을 수용성 미네랄로 변화를 시키는 역할을 하게 된다. 그래서 농약을 뿌린 땅에는 미생물이 모두 죽어 불용성 미네랄을 수용성 미네랄로 바꾸지 못하기 때문에, 농약을 뿌린 땅에서 자란 식물들은 일반적으로 미네랄 결핍과 불균형 현상이 발생하는 것이다. 농약을 많이 뿌린 토양에서 토양을 화학적으로 분석해 보면 미네랄이 풍부하게 존재하고 있지만, 그 땅 위에서 자라나고 있는 식물의 잎이나 열매에는 미네랄이 결핍현상을 보이고 있는 것이다.

벼 수확을 하고 난 다음에 남은 볏짚단은 다시 논으로 돌려주어야 하는 데, 소와 돼지들의 먹거리로 사용하기 위해 한 올도 남기지 않고 거두고 있다. 유기농과 같은 친환경 농업을 하는데, 대량생산을 위해 넓은 경작지를 관리하려고 대형 트랙터를 사용하면서 토양 하부에는 딱딱한 경반층이 형성되는 것이다. 경반층이 형성되면 토양

자체가 가지고 있는 영양성분의 자연적인 순환체계에 문제가 발생한다.

돼지, 닭들의 변을 풀과 함께 발효한 유기질 비료를 너무 많이 뿌리게 되면, 유기질 비료에 다량으로 포함된 인(P) 성분이 토양에 포함된 칼슘성분과 화학적으로 결합하여 딱딱한 경반층을 형성하기 때문에, 유기질 비료의 올바른 사용도 필요하다. 그렇다. 자연농업이라는 것은 온갖 종류의 미생물이 살아 숨 쉬는 땅에서 농사짓는 것을 의미하는데, 시간이 매우 오래 걸린다. 생산성 향상과 경제성이 있는 식물을 생산하기 위해 사용된 많은 양의 화학비료와 농약 때문에 죽어 있는 땅이 원래대로 회복하는데 시간이 오래 걸리는 것은 매우 당연한 일이다. 인과응보(因果應報)인 것이다. 경제성 원리에 따라 토양을 관리해온 인간들에게 주는 자연의 심판이다.

나무를 다른 장소로 이식할 때 웅덩이를 파고 나무뿌리가 상하지 않도록 조심스럽게 다루어야 한다. 나무를 심고 난 다음 물을 듬뿍 주고, 잘 자라도록 비료를 주면, 그 비료 때문에 나무는 오히려 말라 죽게 된다. 이식한 나무의 뿌리는 스스로 살아남기 위하여 땅 밑으로 뿌리를 내리려고 안간힘을 쓰고 있는데, 땅 위에 비료를 뿌려주면 뿌리가 땅속으로 들어가는 것이 아니라, 비료가 뿌려진 땅 표면을 향하여 자라게 된다. 그래서 땅 표면에 뿌려진 비료는 쉽게 흡수할 수 있기 때문에 땅 표면을 향한 뿌리들은 새로운 잔뿌리를 많이 생성하지도 않고 비료로 인한 영양과다에 만족하면서 뿌리 자체의 자생력이 약화된다. 그러다가 비료성분이 사라지게 되면 자생력이 없는 뿌리는 영양분 흡수를 하지 못하고 서서히 말라죽게 되는 것이다. 마치 사람이 성장하는 과정에서 부모로부터 과잉보호를 받는 자식의 자생력이 없는 경우와 같다.

스스로 자라날 수 있도록 환경을 조성해 주면, 뿌리는 잔뿌리를 많이 내리면서 자라나는 것이 자연농업이다. 일본의 '기무라 아키노리'라는 순박한 농민이 9년이 걸려서 자연농업으로 사과를 경작하는 데 성공하게 되었다. 9년 동안 오로지 열심히 시도한 일은 기무라 아키노리씨의 과수원에 있는 사과나무가 뿌리내리고 있는 토양 상태를 산에 있는 야생 산사과나무가 뿌리 내리고 있는 토양 상태와 똑같이 해 주는 것이었다. 9년 동안 노력하여 얻은 결과로 자연농업으로 생산된 사과를 2년 동안 보관하였을 때 썩지 않고 수분만 증발되어 쪼글쪼글한 건조 사과가 되어서, "기적의 사과"라는 책으로 소개되어 전 세계적으로 알려진 동기가 되었다.

무농약, 무화학비료, 무멀칭, 무비닐하우스, 무경운(땅을 갈지 않고 작물을 재배하는 경작법)으로 비록 모양새는 볼품없지만, 자연적으로 생산된 균형 있는 착한 먹거리를 생산하는 자연농업으로 돌아가야 한다. 다시 한번 말하지만, 농사는 땅이 짓는 것이지 농부가 짓는 것이 아니고, 농부는 단순히 관리할 뿐이다.

자연이 짓는 농사.
그것이 바로 '자연농업'이다.

전체식
(Whole Food)

최근 먹거리는 '먹음직'하고 '보암직'한 방향으로 변화하고 있다. 쌀을 주식으로 하는 사람들이 부드러운 밥을 원했기 때문에 쌀을 백미로 찧어 소비자들에게 유통했고, 이제는 대부분 가정에서 백미로 밥을 짓는다. 백미의 영양가는 현미의 5%에 불과하지만, 그럼에도 많은 사람이 선호하는 이유는 부드럽고 맛이 있다는 것이다. 즉, 혀를 즐겁게 한다는 것이다. 그러나 백미는 땅에 심거나 물을 주면 썩지만, 현미는 땅에 심거나 물을 주게 되면 싹을 틔워 '발아 현미'를 만들게 된다. 생명력으로 본다면 백미는 죽은 쌀이요, 현미는 살아있는 쌀이라고 할 수 있다. 현미는 쌀눈을 비롯해 생명의 싹이 나올 수 있는 모든 영양분, 효소, 식이섬유가 골고루 포함된 완전식품이지만 백미는 대부분이 탄수화물로 구성돼 있고, 적은 양의 단백질만이 포함된 불완전식품이다. 밀가루도 마찬가지로 '통밀가루'는 비록 흰색은 아니지만 영양학적으로 전체식이고, 흰 밀가루는 도정을 해 영양분이 거의 빠진 상태에서 눈에 보암직하게 탈색해 상품화시킨 제품이다.

면역력과 건강을 회복하고 유지하기 위해서는 백미 대신에 현미, 그리고 흰 밀가루 대신에 통밀가루를 선택해야 할 것이다. 통밀가루는 우리 밀을 선택하는 것이 좋다. 우리 밀은 가을에 심어서 추운 겨울을 지나 봄에 수확하기 때문에 제초제 및 살충제와 같은 농약을 뿌리지 않고 수확한다. 그러나 수입되는 모든 밀은 운반과정에서 생기는 벌레 문제를 해결하기 위해 공식적으로 농약을 뿌리기 때문에 될 수 있는 대로 수입 밀을 섭취하지 않도록 해야 한다.

샐러드를 섭취할 때는 뿌리, 줄기, 잎 부분이 골고루 균형 있게 포함된 채소와 과일을 선택하는 것이 좋고, 파를 요리할 때도 뿌리 부분을 제거하지 않고, 전체를 요리에 사용해야 한다. 양파도 노란색의 껍질 부위에 '쿼세틴'이라는 항산화 물질이 가장 많이 포함돼 있기 때문에, 양파 전체를 깨끗이 씻은 후 껍질을 버리지 말고 요리해야 한다.

당근이 좋다고 하여 당근 3~4개를 믹서기에 분쇄하여 마시는 경우가 있는데, 오히려 몸에 해롭다. 즉, 당근에는 베타카로틴 성분이 많이 포함되어 있는데, 비타민 A 전구체로서 매우 좋은 성분이다. 그러나 지용성이기에 주스 형태로 마시게 되면 거의 소화되지 않아 몸에 해롭다. 아울러 너무 많은 양을 섭취하게 되어도 문제가 발생한다. 따라서 당근, 양상추, 사과, 샐러리 등과 같이 뿌리, 열매, 잎, 줄기 등이 골고루 포함된 주스 한 컵을 마시는 것이 더 좋다.

사과와 같은 과일을 먹을 때도 껍질을 깎지 않고 그대로 섭취하는 것이 좋다. 그런데 과일 표면에 묻어있는 농약이 염려되는 경우, 다음과 같은 세척방법을 사용하면 농약을 제거할 수 있다. 사용되는 농약 중에서 수용성 농약은 물로 세척할 때 제거할 수 있지만, 지용성 농약은 물로 아무리 씻어도 제거할 수 없다. 따라서 식초나 알코올 성분이 주성분인 담금 소주(30~35% 알코올) 또는 값싼 보드카를 사용해 농약을 제거할 수 있는데, 알코올 성분이 많은 담금 소주가 더 효과적이다. 담금 소주와 식초를 1:1로 섞은 후 5~10배의 물에 희석해 과일 또는 채소를 담가둔다. 그리고 10~15분 후 흐르는 물에 손으로 비비면서 깨끗하게 씻으면 농약을 제거할 수 있다. 식초를 혼합하여 사용하면 기생충 알 또는 미생물들을 제거할 수 있어서 좋다.

전체식의 특징은 인체에 필요한 모든 영양성분이 골고루 포함되어 있다는 것이다. 과학자들이 각각의 영양성분에 관한 기능성에 대한 연구 결과가 많지만, 모든 영양성분이 어떻게 상호작용을 하는지에 대한 연구는 전혀 없을 정도로 복잡하다. 전체식에는 일반적으로 식이섬유가 풍부한데, 초기에는 식이섬유를 불필요한 성분으로 생각하였으나, 현재는 항암효과 등 기능이 탁월한 영양소로 밝혀졌다.

따라서 식이섬유가 풍부하게 포함된 전체식은 반드시 천천히 꼭꼭 씹어서 섭취해야 한다. 그런데 현미식을 준비하려면 2~3시간 미리 물에 불려 압력 밥솥을 이용해야 하고, 더불어 50번 이상 씹어야 한다. 현미 식사를 할 때마다 미리 준비하는 어려움과 50번 이상 씹어야 하는 어려움이 오히려 스트레스가 되면 문제가 더 심각하다. 특히 현미식을 하면서 제대로 씹지 않아 소화가 되지 않는 등 건강이 더 나빠지는 경우도 종종 있다. 태초먹거리 학교에서는 소화가 아주 잘 되는 '태초현미식'을 만드는 방법을 알려 주고 있다.

오늘 저녁 식탁엔 무엇을 올려야 할까? 보암직하고 먹음직한 현대 먹거리로부터 우리 가족을 보호하는 가장 빠른 길, 그 길은 바로 가장 기본이 되는 '태초먹거리'에 있다.

많이 씹자

'물도 씹어서 먹어라'는 어르신들의 말씀을 생각해본다. 물조차도 왜 씹어서 먹어야 할까? 사람의 치아는 32개다. 앞니가 8개, 송곳니가 4개, 그리고 어금니가 20개로 구성돼 있다. 앞니 8개는 주로 음식물을 절단하는 데 사용하고, 송곳니 4개는 고기류를 찢어 먹을 때 사용한다. 어금니 20개는 맷돌과 같은 역할을 해 음식물을 충분히 씹고 갈게 돼 있다.

그런데 현대인들의 식단이나 음식을 섭취하는 모습을 보면 어금니를 2~4개 정도만 사용해도 될 정도로 먹거리가 부드러워지고 있다. 더군다나 씹지 않고 삼키는 습관이 일반화되고 있는데 이는 즉, 씹는 게 귀찮다는 뜻이다. 어금니 20개가 있는데도 불구하고 바쁘고 귀찮다는 핑계로 어금니 2~3개로 해결하게 되면 언젠가는 심각한 문제가 발생한다. 어금니가 20개면 20개의 기능을 충분히 할 수 있도록 많이 씹어야 한다.

언젠가 한 TV 프로그램에 여성들이 출연해 아침, 점심, 저녁을 준비하는 어려움을 이야기하면서, 사람에게 필요한 모든 영양분이 포함된 한 개의 비타민과 같은 약이 있으면 좋겠다고 하였다. 그런데, 한 개의 알약으로 모든 먹거리를 해결하는 시대가 온다면 그때는 인류가 멸망하는 시기일 것이다.

음식을 씹으면 침이 나오고 두뇌 활동이 왕성해져 혈중 세로토닌 농도가 올라가게 된다. 세로토닌은 신경전달 물질로 우울증, 비만, 소화기능 저하 등에 영향을 미친다. 아울러 침은 탄수화물과 지방을 분해시키는 소화 효소들을 분비한다. 씹는 활동은 침을 분비하는 펌프 역할을 할 뿐만 아니라, 다양한 종류의 호르몬 대사를 원활하게 하는 펌프 역할을 동시에 하고 있다. 침 속에는 단백질을 분해하는 효소는 포함돼 있지 않고, 탄수화물과 지방을 소화하는 효소만 포함되어 있다는 사실에 주목해야 한다. 우리가 많이 섭취하는 밥, 옥수수, 빵, 고구마, 감자 등과 같은 탄수화물은 포도당이 수백, 수천 개가 결합해 있는 다당류로서 탄수화물 분해효소인 아밀라아제를 통해 단당류인 포도당으로 분해돼 장에서 흡수된다.

만약 탄수화물이 주성분인 밥, 고구마, 감자, 옥수수, 밀 등으로 만든 음식을 충분히 씹지 않고 그대로 삼키게 되면, 침 속에 포함된 탄수화물 분해효소가 부족해 탄수화물이 분해되지 않은 채 소장으로 들어가 발효된다. 전문적인 용어로 '발효'이지 실제로는 '부패'되는 것이다. 부패하면서 독가스를 포함한 유해 분해 대사물질들이 많이 생기고, 그 결과 장내 미생물 활동을 저하해 결국엔 건강에 문제를 일으킨다.

씹지 않고 삼키는 습관이 계속 돼왔다면 침이 생성되지 않아 아밀라아제 부족으로 문제가 발생하여 췌장의 도움으로 겨우 살아가고 있을 것이다. 즉, 췌장은 오장육부에는 들어가지 못하지만, 병원의 응급실과 같은 기능을 하고 있는데, 씹지 않고 삼킨 탄수화물을 소화하기 위한 아밀라아제를 소량 분비한다. 췌장 덕택에 우리가 겨우 살아가고 있는 것이다.

또한, 소장에서는 탄수화물이 포도당으로 분해되어 흡수돼야 하는데, 발효(부패)되면 심각한 문제를 일으킨다. 방귀나 대변에서 심한 악취가 난다는 것은 일반적으로 소장에서 탄수화물이 발효(부패)되고 있다는 증거로 하루빨리 구수한 냄새가 나는 할머니, 할아버지 방귀냄새로 돌아가야 한다. 왜 방귀냄새가 지독할까? 살려고 맛있게, 급하게 먹었던 먹거리들이 몸속에서 부패되고 있다는 사실을 심각하게 알리기 위해 지독한 냄새를 풍기는 것이다. 아무런 이유 없이 방귀 냄새가 지독한 것이 아니다.

특히 신체 면역세포의 60~70%가 장에 존재하기 때문에, 장의 기능이 정상적으로 작동되지 않으면 건강에 심각한 문제가 발생한다. 영양분이 흡수돼야 할 장소에 온갖 음식물이 들어와 부패가 된다면 장에 있는 면역세포들의 활동이 저하될 것은 당연하며, 저하된 면역기능으로 발생할 수 있는 질환의 종류는 아주 많다. 따라서 면역기능을 회복해야 할 많은 면역성 질환 환우들은 가장 먼저 장의 기능을 회복하고 유지해야 하는데, 충분히 씹지 않은 음식물이 장에서 부패하는 상황을 만들지 말아야 한다. 특히 암환우들은 면역을 원래대로 회복시키는 것이 가장 중요하므로 장이 정상적으로 활동할 수 있도록 천천히 많이 씹는 습관을 지녀야 한다.

일반 음식뿐만 아니라, 생식이나 미숫가루를 복용할 때도 그냥 삼키게 되는데, 이때도 통 들깨를 한 숟가락 넣어서 통 들깨를 꼭꼭 씹어 복용하는 것이 올바른 방법이다. 특히 건강식으로 현미를 섭취하는 경우, 현미를 반드시 40~50번 씹어야 함을 명심해야 한다. 괜히 옆에 있는 다른 사람들을 이런저런 이유로 씹지 말고, 입에 들어온 음식을 꼭꼭 잘 씹어야 할 것이다.

다이어트
(몸무게를 줄이는 식사 방법과 몸무게를 늘이는 식사 방법)

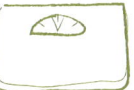

살을 빼는 일, 어쩌면 다이어트가 건강보다 더욱 큰 관심을 얻고 있다고도 하겠다. 초등학생, 중·고등학생, 대학생을 비롯하여 모든 성인도 다이어트에 관심이 많고, 여러 가지 다이어트 방법들을 시도하고 있지만, 요요현상으로 실패를 거듭 하는 경우가 매우 많다.

바나나 다이어트, 레몬 다이어트와 같이 한 가지 종류의 과일을 끼니마다 섭취하는 고통스러운 방법도 다이어트를 하기 위함이다. 한때는 고기만 섭취하는 "황제 다이어트"가 유행이었는데, 고기만 섭취하는 다이어트 방법은 실제로 몸무게를 줄이는 데는 매우 효과적이다. 하지만 이 방법은 단백질 및 지방 과다 섭취로 고혈압, 뇌졸중과 같은 심각한 혈액 순환기 질병에 걸리게 되는 위험이 따른다.

다이어트를 한다고 아침을 먹지 않는 사람들이 있는데, 이것은 오히려 요요현상을 가져오는 직접적인 원인이기에, 다이어트를 한다면 절대로 굶어서는 안 된다. 아침을 거르게 되면, 인체에서는 비상사태에 적응하느라 체내에서 에너지 소모량을 급격하게 줄이게 된다. 에너지 소모량을 급격하게 줄인 상태에서는 평소처럼 점심을 먹더라도 에너지 과잉으로 체내에 남게 된다. 일반적으로 비만은 피하지방과 복부지방이 증가하는 것인데, 곡류에 의한 탄수화물 과다 섭취 및 운동부족이 가장 큰 원인이다. 탄수화물을 과다 섭취하면 과잉의 탄수화물은 중성지방으로 바뀌어 피하 및 복부지방에 저장되고, 간에 저장된다. 이때 간에 지방이 과다하게 저장되면 지방간이 생기게 된다.

다이어트를 간단히 생각하자면, 먹거리를 통해 인체에 들어오는 칼로리보다 활동을 많이 해 인체에서 소모되는 칼로리를 증가시키면 되는 것이다. 칼로리가 높은 먹거리를 과다 섭취하면서, 에너지 소모가 많은 운동은 하지 않으니 비만으로 갈 수밖에 없는 것이다. "적게 먹고 운동을 많이 하면 다이어트가 된다."는 이런 간단한 사실을 모르는 사람은 아무도 없지만, 실제로 행하기가 매우 어렵다. 물론 사람마다 체질이 달라 같은 음식을 섭취하더라도 에너지 소모량 및 발생량이 다르다는 것도 고려해야 한다.

사람의 위에는 음식이 채워질 때, 섭취하는 음식의 양을 축적하는 센서가 위 상단 2/3 되는 부위에 있다. 아무리 음식을 많이 먹는 사람이라도 위 상단 2/3 위치에 있는 센서까지 음식이 채워지면, 센서가 감지하게 되고 뇌에서 식욕을 없게 하는 지시를 하여 식사를 마치게 된다. 그런데 위에 있는 음식량을 측정하는 센서가 작동하기까지는 일반적으로 약 15~20분이 소요된다. 그래서 식사를 15분 이내에 빨리하는 사람들은 위에 있는 센서가 작동하지 않기 때문에, 아무리 많은 양의 음식이 위에 들어가도 포만감을 느끼지 못하는 것이다. 즉, 포만감을 느끼는 센서가 작동하기까지는 최소한 15분이 소요되기 때문에, 빨리 식사를 하는 사람들은 일반적으로 비만인 경우가 많다.

같은 음식을 섭취하더라도 섭취방법에 따라 체중이 증가할 수도, 감소할 수도 있다. 체중을 감소하는 방법은 다음과 같다. 식사할 때 가장 먼저 과일과 채소와 같은 샐러드 한 접시를 섭취하는데, 반드시 최소한 15분 이상 천천히 씹어서 먹어야 한다. 아무리 빨리 식사를 하는 사람도 오이 또는 당근을 씹지 않고 삼킬 수는 없다. 그동안 양념에 버무려서 먹은 오이 또는 당근의 원래 상큼한 맛을 음미하면서 천천히 많이 씹어서 식사한다. 사람이 건강하면 입맛이 돌아와야 한다고 한다. 오이 맛을 느끼면서, 당근 맛을 느끼면서 천천히 많이 씹으면서 식사를 한다.

샐러드 한 접시를 15분 동안 천천히 먹고 난 다음, 주식으로 현미밥과 몇 가지 좋아하는 반찬으로 다시 20분 정도 천천히 씹어 먹으면 몇 달 안에 몸무게가 감소할 것이다. 심지어는 1달 안에 4~5kg이 빠지는 경험을 할 수도 있을 것이다. 음식량을 감지하는 센서가 작동하는 15분 동안 채소와 과일의 샐러드를 섭취하면 다량의 식이섬유 때문에 센서가 작동되어, 주식으로 섭취하는 현미식의 양이 적절할 때, 식욕이 없어지게 되어 식사를 마치게 된다. 포만감을 가지면서 식사량이 줄어들게 되면, 당연히 피하지방 및 복부지방이 감소하게 되어 몸무게가 감소하게 되는 것이다. 아울러 샐러드 한 접시를 먹으면서 천천히 많이 씹었기 때문에 침이 많이 형성되어 위에 들어가 있기 때문에 소화효소가 풍부하여 현미가 소화가 잘된다.

반대로 몸무게를 늘리려면 식사하는 순서를 반대로 하면 된다. 즉, 주식인 현미식과 반찬 식사를 15~20분 동안 천천히 먹은 다음에, 과일과 채소를 포만감을 느낄 때까지 섭취하면 되는 것이다. 15분 이내에 식사를 빨리하는 사람도 몸무게가 증가할 수는 있지만, 씹지 않고 빨리 섭취한 음식은 침 속에 있는 소화효소의 부족으로 장에서 부패하기 때문에 건강에 해롭다. 수없이 많은 다이어트 방법들이 있지만, 인체에 가장 자연스러운 방법으로 진행하는 것이 가장 좋다.

태초현미식

현미식사가 건강에 좋다는 사실이 알려지면서, 많은 사람이 현미식을 시도하고 있다. 흰쌀밥보다는 거칠어 맛이 없다는 것뿐만 아니라, 50번 이상 씹어야 한다는 것 때문에 현미식사에 부담감을 가지고 있는 사람들이 뜻밖에 많다. 과연 어떻게 먹는 것이 잘 먹는 것일까?

현미밥을 씹으면서 씹는 횟수를 헤아리다 중간에 잊어버리는 경우가 있는데, 이때 그냥 삼켜야 할 것인지, 아니면 몇 번을 더 씹어야 하는지에 대하여 갈등을 겪는 경우도 많다. 그리고 현미밥을 20번 정도 씹다가 김치와 같은 반찬을 입에 넣어서 함께 씹는 동안 그대로 넘어간다는 사실에 깜짝 놀란다. '50번 씹지 않았는데….'라는 걱정과 함께 말이다. 그래서 현미밥은 현미밥만 입에 넣고 50번을 씹어 삼키고,

그다음 반찬을 먹어야 하는데, 이러한 사실들이 또한 스트레스를 유발할 수도 있다. 더군다나 2시간 전에 미리 물에 담가야 하고, 압력밥솥에 취사해야 한다는 점도 매우 불편하게 한다.

건강을 회복하기 위해서는 가장 먼저 현미식을 시작해야 하는데, 현미는 소화가 잘 되지 않기 때문에 50회 이상 꼭꼭 천천히 씹어야 한다. 현미가 소화가 제대로 되지 않으면 오히려 건강에 나쁠 수 있다. 그래서 태초먹거리 학교에서는 소화가 잘되고 영양성분이 골고루 포함되어 있으며 맛있는 태초현미식을 이렇게 조리하여 먹는다. 암환우들은 외부에서 식사 약속이 있을 때 태초현미식 또는 태초현미쑥설기를 가지고 가서 제공되는 반찬과 함께 식사하는 것이 좋다.

태초현미식사는 두 가지 종류가 있는데, 태초현미식과 태초현미쑥설기가 있다. 태초현미식을 만드는 방법과 재료는 다음과 같다.

> **＊ 태초현미식**
>
> 태초현미식은 소화가 잘되도록 밥과 죽의 중간 형태로서 젓가락으로 먹을 수 있도록 요리하는 방법인데, 물의 양을 조절하여 원하는 형태로 취사하면 된다. 슬로우쿠커를 이용하여 '저온'에서 7시간 동안 조리하여 영양성분이 최대한 적게 파괴되도록 조리하는 방법이다.

각자의 기호에 따라 된밥이나 진밥에 맞춰 물의 양을 조절하면 된다. 식사하고 남은 태초현미식은 냉장고에 3~4일 동안 보관할 수 있고, 자연해동 후에 먹을 수 있다. 자연해동이란 전자레인지 등을 사용하지 않고, 저녁에 식탁에 놓아두면 아침 식사를 할 때 자연적으로 해동되는 방법을 의미한다.

수수, 기장과 같은 다른 잡곡류를 추가하는 것도 좋다. 고소한 맛을 원하는 경우 잣 등을 추가하고, 기호에 따라 기타 첨가물을 추가해도 좋다.

검은콩은 단백질을 공급하고 율무는 항암작용, 그리고 녹두는 해독작용의 기능이 있다. 통 들깨는 두 가지 기능을 하기에 반드시 포함되어야 한다.

첫 번째로 통 들깨는 오메가3 지방산이 풍부한 먹거리로, 특히 우리나라 사람들은 필수적으로, 의도적으로 많이 먹어야 하는 먹거리이다. 오메가6 지방산이 많이 포함된 참기름, 콩기름 등을 주로 먹는 우리나라 사람들에게 오메가3 지방산을 보충할 수 있는 가장 좋은 방법이다. 그리고 두 번째는 태초현미식을 할 때 씹는 횟수를 "하나, 둘, 셋…." 헤아릴 필요가 없이 입안에서 현미식을 씹을 때 통 들깨가 "탁탁" 터지는 소리가 들리지 않을 정도까지 씹으면 되는 것이다.

1. 재료 : 4~5인용 (1명이 식사하는 경우 4~5회 식사할 수 있다.)
일반적으로 가정에서 사용하고 있는 전기밥솥 계량컵 (1컵=160 ml)을 사용하면 된다.

현미 : 160g (1컵)	검은콩 : 40g (1/4컵)
율무 : 40g (1/4컵)	녹두 : 40g (1/4컵)
통 들깨 : 53g (1/3컵)	물 : 640ml (4컵)

✚tip : 수수, 기장 등을 추가하는 것이 좋다.

2. 요리방법

태초현미식의 요리 방법은 초등학교 학생들도 할 수 있을 만큼 쉽고 간단한 방법으로 가족들이 함께 참여하는 것이 좋다.

- 통 들깨는 물에 담그면 물 위로 뜨기 때문에 통 들깨를 제외한 모든 곡류를 한꺼번에 깨끗이 씻는다. 돌을 제거하기 위해 조리질한다. 통 들깨는 따로 깨끗이 씻는데, 두 손으로 비비면서 씻어 흙, 먼지, 지푸라기 등을 제거한다. 여름철에는 사용하고 남은 잡곡류를 반드시 김치냉장고 등에 냉장 보관한다.
- 슬로우쿠커에 넣고 물을 붓는다.
- 온도는 '저온' 으로, '7시간' 동안 천천히 조리한다.

＊ 태초현미쑥설기

1. 재료 : 20~30인분

- 현미 : 2kg

- 통 들깨 : 250g (기호에 따라 더 많은 양을 넣어도 좋다.)

- 쑥 : 적당량 (떡집에서 구입 시에는 쑥은 농약을 뿌리지 않은 곳에서 채취한 쑥을 사용하도록 한다. 가장 좋은 방법은 봄철에 가족과 함께 야외로 나가 농약을 뿌리지 않은 땅에서 직접 채취한 쑥을 씻은 후 삶아서 냉동고에 오랫동안 보관하는 것이 좋다.)

- 기호에 따라 콩, 건 대추, 곶감, 건호박 등을 추가해도 좋다. 변비가 심한 경우에는 취나물을 추가하는 것도 좋다.

- 단맛을 좋아하는 경우는 설탕을 첨가하지 않은 건포도를 적당량 사용한다.

2. 조리방법

인근에 있는 떡집에서 쑥설기를 만들어 40개로 나눈다. 냉동고에 보관하면서 자연 해동하여 섭취한다. 마찬가지로 통 들깨 터지는 소리가 들리지 않을 때까지 씹어서 먹는다.

진액과 효소의 진실

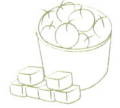

사람들은 '발효'와 '효소'라는 단어를 사용하면 무조건 건강에 좋을 것이라는 선입견을 가지고 있다. 사실 발효와 효소가 어떤 의미인지 정확히 알 지 못하는 경우가 많은데 말이다. '발효'는 주로 미생물 등에 의해 발생하는 화학적인 변화를 의미한다. 우유가 락토바실러스 또는 비피더스와 같은 대표적인 유산균에 의해 발효되어 요구르트가 된다. 요구르트는 유산균이 풍부할 뿐 아니라, 유산균이 생성한 다양한 대사물질들이 포함된 것이다. 김치도 김치 유산균에 의하여 배추가 발효되어 맛있는 김치가 되는 것이다.

효소는 어떤 물질을 화학적으로 분해 및 변화시키는 역할을 가지고 있는데, 우리가 섭취한 곡류가 소화되려면 '아밀라아제'와 같은 효소가 필요하다. 식혜를 만들 때 밥을 하여 엿기름을 첨가하는 데, 엿기름에는 아밀라아제와 같은 효소가 포함되어 있다. 침에 포함된 것과 같은 효소가 엿기름에 포함되어 있다. 아밀라아제 효소는 밥과 같은 곡류에 포함된 탄수화물을 분해하여 단맛이 나는 '포도당'으로 분해하는 역할을 한다. 식혜를 만들 때 단맛을 내려고 아밀라아제가 포함된 엿기름을 사용하는 것이다. 상업적으로 판매되고 있는 대부분의 효소들은 곡류를 발효하여 만든 효소들이기 때문에, 효소의 기능성에 대해 너무 신비하게 생각하거나 맹신을 할 필요는 없다.

입맛이 없을 때면 우리는 흔히 매실진액과 같은 과일진액을 많이 섭취한다. 또한, 음식을 요리할 때 설탕 대신에 매실진액을 사용하기도 한다. 특히 암환우들은 입맛이 없어서 매실진액과 같은 과일진액 및 산야초 효소액을 많이 섭취하는 편이다. 하지만 매실진액과 같은 과일진액을 만들 때 설탕을 전체 양의 50%를 넣게 된다. 말 그대로 여기에 함정이 있는 것이다. 많은 사람이 설탕을 2~3년 동안 발효하면 좋은 영양분으로 변화되기 때문에 문제가 전혀 없는 것으로 알고 있지만, 이는 잘못 알고 있는 것이다.

포도와 같은 당분이 많이 포함된 과일(포도 등)을 병에 넣어 일정 기간 보관하게 되면 발효되면서 포도주가 생성되고, 포도주가 더 발효되면 포도 식초가 되는 것이 자연스러운 것이다. 그런데 매실과 같이 당분이 적은 과일을 병에 넣어서 보관하게 되면 썩어버리게 된다. 그래서 썩지 않게 오랫동안 보관하는 방법이 설탕, 식초 또는 소금을 사용하는 것이다. 그래서 매실진액을 담글 때 매실 반, 설탕 반의 비율을 유지하는 것이다. 즉, 설탕을 반 정도 넣는 가장 큰 이유는 매실이 발효돼 술이나 식초가 되지 않고, 매실 그대로를 오랫동안 보관하기 위해서다. 그래서 매실진액을 '당침지'라고도 하는데, '설탕에 담가 놓은 매실'이라는 의미. 매실을 그대로 오랫동안 보관하면서 먹으려면 매실에서 씨를 뺀 매실 과육을 냉동고에 넣어서 보관하다가 필요할 때 해동해서 먹는 것이 좋다. 다른 방법으로는 식초를 이용하여 절임형태로 보관하면서 섭취하는 것도 좋다. 만약 설탕을 꼭 사용해야 한다면 재료의 수분함량을 참고하여 설탕의 양을 재료 무게의 30% 정도로 넣고 자주 저어주어야 한다. 설탕을 사용하면 삼투압(渗透壓)으로 인해 재료에 포함된 물만 빠져나와서 설탕물이 생기고, 설탕물에 잠긴 재료에서는 수용성 생리활성 물질들만이 추출된다. 그래서 재료를 미리 잘게 부수는 것이 더 좋다.

그런데 많은 사람이 일반적으로 매실진액, 산야초 효소를 제조할 때 넣은 다량의 설탕이 오랜 시간을 거치면서 발효가 돼 몸에 좋은 성분으로 바뀐다고 알고 있는 것이다. 설탕은 포도당과 과당으로 구성된 이당류로 설탕이 분해되면 포도당, 과당이 된다. 20~25% 농도의 포도당, 과당이 발효되면 알콜이 되고, 5~10% 농도의 알콜이 발효되면 식초가 되는 것이다. 따라서 발효됐는지는 술맛이 나거나, 식초 맛이 나면 발효가 된 것으로 판단할 수 있다. 즉, 발효된 먹거리는 반드시 술맛 또는 식초 맛이 나야 하는데, 술맛이나 식초 맛이 나지 않으면 발효가 되지 않았다는 증거이다. 아무리 오래 보관을 하고 숙성을 시켜도 설탕은 포도당, 과당으로 분해되고 포도당이 과당으로 변화될 뿐 설탕은 그대로 설탕성분이다.

산야초 효소들도 다양한 산야초의 좋은 성분들이 많이 포함돼 있어 건강에 좋다. 그런데 산야초를 그대로 보관하면 썩기 때문에, 썩지 않게 하려고 많은 양의 설탕을 사용한다. 매실진액과 같은 원리로 전체 양에서 설탕 50%를 사용하는 것이다. 따라서 모든 과일진액 종류는 다량의 설탕이 포함돼 있으므로 너무 많은 양을 매일 섭취하는 것은 피해야 한다. 많은 암환우가 입맛이 없다는 이유로 매실진액, 산야초 효소 등을 온종일 수시로 과다 섭취하고, 요리할 때마다 설탕 대신에 과량으로 사용하는 경향이 있는데, 적절하게 섭취하도록 해야 한다.

특히 암환우들은 포도당 섭취량을 최대한 줄이는 것이 좋기 때문에 설탕 50%로 담근 과일진액을 과량으로 장기간 복용하지 않아야 한다. 단맛을 좋아하는 먹거리 문화가 증가하면서 인간의 질병이 급증하고 있다는 사실에 주목해야 한다. 혀가 즐거우면 몸은 괴로워진다. 지나치게 맛있는 음식은 한 번쯤 다시 생각해볼 필요가 있을 것이다.

단맛의 종류

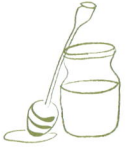

단맛을 내는 성분의 가장 기본적인 정체는 포도당, 과당, 갈락토스와 같은 단당류로부터 시작된다. 2개로 구성된 이당류, 3~10개로 구성된 올리고당, 그리고 수백, 수천 개로 구성된 다당류로 구분할 수 있다.

포도당과 과당으로 구성된 이당류의 가장 대표적인 것은 설탕(자당)이다. 설탕뿐만 아니라 엿당은 2개의 포도당으로 이뤄져 있고 젖당은 갈락토스와 포도당의 이당류로 구성돼 있는데, 이당류이기 때문에 쉽게 분해돼 체내 흡수속도가 매우 빠르다. 에너지를 발생시키는 가장 기본적인 영양분이 포도당이고 뇌에서 가장 많이 필요로 하는 영양분 역시 포도당이다. 그래서 피곤할 때 사탕, 꿀, 엿 등을 먹으면 피로회복이 빨라지기도 한다. 그리고 입시 수험생들에게 엿 등을 권하는 것은 엿과 같이 끈적끈적하게 붙으라는 이유도 있지만, 뇌에 필요한 포도당을 빨리 공급해 시험을 잘 치렀으면 하는 바람도 있는 것이다.

흔히 주부들이 요리할 때 많이 사용하는 올리고당은 3~10개의 포도당으로 구성돼 있으며, 대두 올리고당은 사람의 효소로는 분해되지 않고 대장 박테리아에 의해서만 분해된다. 프락토 올리고당은 주로 과일에 포함돼 있으며 장내 균인 비피도균을 선택적으로 활성화해 장 건강을 유지하도록 하는 기능이 있다. 액상과당 또는 콘 시럽은 옥수수를 재료로 정제·농축한 과당으로 과자, 빵을 비롯해 거의 모든 상업용 먹거리에 광범위하게 사용되고 있다. 흔히 커피숍에서 사용하는 시럽은 바로 액상과당으로 설탕보다 비용이 저렴하고 단맛이 강하기 때문에 가장 많이 사용되고 있다. 그런데 이런 종류의 상업적 액상과당은 유전자변형 옥수수로 제조되고 있기 때문에 장기적인 안전성에 대해서는 누구도 보장할 수 없다. 이는 매우 심각한 문제다.

요리에 흔히 사용하고 있는 물엿은 포도당, 맥아당, 이당류, 그리고 덱스트린과 같은 혼합물로 구성돼 있다. 설탕의 종류는 흑설탕, 백설탕, 갈색 설탕 등으로 구분할 수 있다. 흑설탕은 사탕수수의 즙을 정제하지 않은 상태에서 그대로 끓여서 물을 증발시켜 제조한 것으로서 당밀과 백설탕(결정)의 혼합물이다. 일반적으로 당도는 낮으나 단맛은 매우 강하다. 또한, 백설탕은 흑설탕에 포함된 당밀을 활성탄

등을 이용해 정제, 제거 처리를 하여 생성한 것이며 갈색 설탕은 백설탕을 추가 가열해 캐러멜화를 시키는 결정화를 거쳐 갈색으로 변화시킨 것이다. 시중에는 간혹 가짜 갈색 설탕이 유통되기도 하는데, 백설탕에 캐러멜을 섞어서 제조해 불법 유통한 경우다. 유기농 설탕은 사탕수수 또는 사탕무를 생산할 때, 화학농약 및 화학비료를 사용하지 않았다는 것을 의미하는 것으로 특별히 영양에 도움이 된다고 할 수 없는 편이다.

현재 식습관에서 가장 큰 변화는 지난 100년 동안 모든 음식이 단맛을 가지는 방향으로 변하고 있다는 것이다. 많은 사람이 육체적인 활동보다는 두뇌를 많이 사용하는 지식적인 활동이 많아지면서 두뇌가 피곤해지기 시작했다. 피곤해진 두뇌가 가장 먼저 필요한 영양성분이 포도당이라서 단맛이 나는 먹거리들을 몸 스스로 요구하게 된 것이다. 그런데 과량의 포도당을 섭취하면서 인슐린 분비 저하에 따른 당뇨병의 급증과 소화과정에서 발생하는 과도한 활성산소로 인하여 인체의 기능은 균형이 무너져서 생활 습관병이라는 다양한 종류의 현대병들이 급증하게 된 것이다. 밤낮을 가리지 않고 아무 때나 인체 내로 흡수되는 과량의 포도당으로 문제가 발생하고 있는 것이다.

혀를 즐겁게 하는 먹거리는 몸이 괴롭다는 사실을 명심하여야 한다. 단맛도 적당하게 즐겨야 한다.

당 지수
(Glycemic Index, GI)

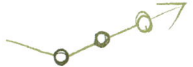

과거에는 현미와 잡곡 위주의 전체식(Whole Food)을 주로 했으나, 현대에 들어서는 흰 쌀밥과 밀가루 빵, 국수 등 정제된 식사(Fine Food)를 주로 하고 있다. 그 결과 현재 우리가 섭취하는 탄수화물의 질적 내용은 이전과 크게 달라졌으며, 당뇨병, 비만, 심장질환 등의 성인병이 급증하게 됐다. 음식을 통해 탄수화물을 섭취하면 소화과정을 거치면서 당으로 분해돼 혈액에 흡수된다. 이때 당을 세포 속으로 옮길 인슐린이 분비되는데 당이 소화·흡수되는 속도에 따라 인슐린이 분비되는 속도도 달라진다. 혈당이 갑자기 높아지면 인슐린이 과다하게 분비돼 에너지원으로 사용되고, 남은 포도당은 지방으로 저장돼 각종 성인병과 심장 질환의 위험이 커진다.

같은 양의 당분을 함유하고 있더라도 식품의 종류에 따라 소화·흡수되는 속도와 혈당이 올라가는 속도가 다른데, 이 속도를 나타낸 것이 당 지수(GI)다. 즉, 섭취한 음식의 탄수화물이 얼마나 빨리 포도당으로 분해돼 신체에 흡수되는지를 측정해 식품에 순위를 매긴 것이다. 식품의 당 지수(GI)가 낮을수록 당이 천천히 소화·흡수된다는 뜻이기 때문에 건강을 위해서는 될 수 있는 대로 당 지수(GI)가 낮은 식품을 먹는 것이 좋다.

포도당의 당 지수(GI)를 100으로 기준 삼아 당 지수(GI) 70 이상이면 고 GI 식품, 55 이하이면 저 GI 식품으로 분류한다. 고 GI에 속하는 먹거리는 도넛(80), 떡(85), 수박(78), 옥수수(75), 라면(73), 팝콘(72), 크루아상(70), 흰 바게트(95), 쌀밥(92) 등이다. 저 GI에 속하는 먹거리는 바나나(52), 귤(33), 토마토(30), 버섯(29), 미역(16), 땅콩(14), 보리(25), 과일류(20~60) 등이다.

그러나 당 지수만 고려할 것이 아니라 열량도 함께 고려해야 한다. 즉, 감자는 고 GI(85)이지만 저열량이고, 고구마는 저 GI(55)이지만 고열량이다. 일반적으로 혈당이 높은 사람들은 당 지수(GI)가 60 이상인 식품은 피하고, 40 이하인 식품을 선택하는 것이 좋다. 현미나 잡곡, 통밀로 만든 음식과 과일, 채소 등이 당 지수(GI)가 낮은 좋은 식품이다.

태초먹거리에서 정제되지 않은 음식, 즉 전체식(Whole Food)을 권장하는 이유가 여기에 있다. 아래의 표를 참고해 건강한 식단을 만들어야 한다.

식품종류	GI 포도당=100	식품종류	GI 포도당=100
쌀밥	92	과일류	20~60
현미밥	66	사과(중간크기)	38
보리	25	배(생것)	38
호밀	34	바나나	52
프렌치 바게트 (흰색의 단순한 것)	95	복숭아(큰 것 한 개)	42
베이글	72	수박	78
통 밀가루 빵	73	오렌지(생것)	42
흰 밀가루 빵	73	파인애플(생것)	66
감자(삶은 것)	78	포도(생것)	25
고구마	44	망고	51
검은콩	30	키위	58
강낭콩	28	자두(생것)	39
5분 동안 삶은 흰 면	38	살구	57
쌀국수(삶은 것)	40	아이스크림	61
메밀국수 (인스턴트 재가열)	46	산딸기 요구르트, 저지방 제품	31
우동	55	우유	41
-	-	탈지유	32

생식과 화식

인간이 불을 발견하기 전에는 모든 음식을 날것으로 섭취하였다. 그러다 불이 발견되고 나서 음식문화도 큰 변화가 있었는데 불을 이용한 화식이 등장했다는 점이다. 많은 사람은 생식과 화식의 차이점에 대하여 궁금해 하는데, 생식과 화식 중 어느 것이 더 좋으냐에 대한 관점보다는 어떤 차이점이 있는지에 대해 인식해야 한다.

쌀, 콩, 보리 등과 같은 곡류에 포함된 녹말(탄수화물, 전분)은 아밀로스와 아밀로펙틴 성분으로 구성되어 있다. 아밀로스는 200여 개의 포도당이 선형으로 구성되어 있으며, 아밀로펙틴은 1,000여 개의 포도당이 포도송이와 같이 복잡하게 가지 친 모양으로 구성되어 있다. 일반적으로 우리나라 쌀은 아밀로스가 20~30%, 그리고 아밀로펙틴이 70~80%로 구성되어 있어 찰기가 있는 편이다.

즉, 아밀로펙틴의 양이 많으면 많을수록 찰기가 증가한다. 그래서 찹쌀이 멥쌀보다 아밀로펙틴의 양이 훨씬 더 많은 편이다. 아울러 아밀로펙틴을 분해하는 소화효소가 주로 장에서 분비되고, 구조가 매우 조밀하기 때문에 소화가 늦게 되는 편이다. 명절 때 찰밥을 먹으면 오랫동안 포만감을 느끼는 이유가 바로 소화가 늦기 때문이다. 멥쌀에는 아밀로펙틴보다는 아밀로스가 많기 때문에 아밀로펙틴이 많은 찹쌀보다는 소화가 빨리 진행된다. 아울러 아밀로스를 분해하는 소화효소 '아밀라아제'는 침에서 분비되기 때문에 입에서 씹으면서 빨리 소화가 되는 편이다. 따라서 소화능력이 부족한 사람이 찹쌀을 오랫동안 섭취하는 것은 좋지 않다. 과거부터 우리나라에서는 찹쌀밥을 특별한 날에만 간혹 섭취하였던 것도 이런 이유이다.

일반적으로 생식으로 섭취하는 녹말들은 베타녹말이라고 하며, 화학적인 구조가 선형구조로 매우 조밀하게 되어 있어 물에 잘 녹지 않는다. 그래서 도토리를 이용해 묵을 만들 때 녹말이 물에 잘 녹지 않는 성질을 이용하여 녹말을 분리하는 과정을 거치게 된다. 그래서 생식에 포함된 녹말들은 그대로 섭취하였을 때, 소화가 상대적으로 잘 안 된다. 그리고 식물에 존재하는 셀룰로오스와 같은 성분들은 곡류 녹말의 베타구조보다 더 조밀하게 되어 있기 때문에 사람들이 전혀 소화할 수 없어 식이섬유의 역할을 하게 되는 것이다.

초기 인간의 소화능력은 베타녹말의 구조로 되어 있는 곡류를 소화할 수 있게 되어 있었으나, 여러 가지 이유에서 점점 생식으로서 베타구조 곡류의 소화능력이 저하되기 시작하였다. 인간이 불을 발견하면서 음식을 요리하는 방법들이 발전하게 되었는데, 소화가 잘 안 되는 베타녹말 구조로 되어 있는 곡류를 물에 넣어서 열을 가하게 되면 알파구조의 녹말로 변하게 된다. 매우 조밀한 상태의 베타구조 녹말의 사이사이에 물이 들어가고 열이 가해져 알파구조 녹말로 변하면서 부드러워지는데, 부드러워진 알파구조 녹말은 베타구조 녹말보다는 소화가 훨씬 쉽게 된다. 밀가루에 물을 넣고 가열하면 밀가루 풀이되는 것과 같이 부드러워지는 것이다.

그러나 너무 높은 열을 가하게 되면 먹거리에 존재하는 영양성분들의 화학적 특성이 완전히 변하게 되고, 어떤 경우에는 몸에 매우 해로운 독성물질이 생성되기도 한다. 특히 감자를 높은 온도에서 가열하면 '아크릴아마이드'라는 독성물질이 많이 형성되기 때문에 감자를 높은 온도에서 가열하거나 튀긴 것은 많이 섭취하지 않는 것이 좋다. 반대로 시금치를 섭취할 때는 생식으로 하지 말고, 물에 넣어서 약한 불을 가하여 시금치에 포함된 옥살산을 제거하는 것이 좋다. 시금치에 포함된 옥살산을 과다 섭취하면 체내 칼슘과 결합하여 요로

결석이 생성되는 원인이 된다.

소화능력에 문제가 없으면 베타구조의 녹말이 주성분인 생식을 섭취하여도 문제가 없고, 소화능력이 약한 사람은 약한 불을 가하여 최소로 조리한 화식을 섭취하는 것이 좋다.

입과 위에서 일어나는 일

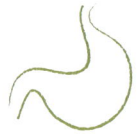

모든 먹거리는 입으로 투입된다. 투입된 먹거리는 씹는 행위를 통해 작은 조각으로 찢어지고, 침 속에 포함된 아밀라아제(탄수화물 분해효소) 및 리파아제(지방 분해효소)와 혼합되면서 소화 분해 작용이 시작된다. 침 속에는 나트륨, 칼륨과 같은 전해질이 포함돼 있으며, 뮤신과 같은 점액질이 포함돼 끈적끈적해진다. 그리고 침 속에는 IgA(면역글로불린A) 같은 항박테리아, 항세균성 물질이 함유되어 있어 살균능력이 있으며 침의 99.5%는 물로 이뤄져 있고 하루에 약 1L 정도 생산된다. 침은 신경호르몬에 의해 조절되기 때문에 긴장하면 침 분비액이 적어져 입안이 바싹 마르게 된다. 그리고 반대로 맛있는 먹거리를 먹을 때에는 신경호르몬에 의해 침의 분비가 왕성해지는 것을 알 수 있다.

입에서 잘게 부서지면서 침과 혼합된 먹거리는 식도를 거치는데 식도를 통과하는 시간은 약 10초 정도 걸린다. 식도를 통과하는 과정도 신경 및 호르몬에 의해 조절되는데 위산이 역류하게 되면 식도가 가장 많이 손상을 입게 된다. 흡연, 초콜릿, 고지방 식품, 술, 구풍제(페퍼민트, 스피어민트 등)는 위산 역류를 촉진하는 역할을 한다. 특히 식사를 하고 난 다음 바로 누워있으면 위산이 역류하기 쉬워지면서 역류성 식도염의 가장 큰 원인이 된다.

식도를 거쳐서 내려온 먹거리는 위에 도착하는데, 위는 기저 부분, 몸체 부분, 그리고 유문 부분으로 구분돼 있다. 위에서는 염산(pH2), 단백질 분해효소(펩신), 전해질, 그리고 B12 흡수효소 등이 분비되는데, 이러한 위 분비액들은 커피, 알코올, 칼슘, 아미노산 등을 섭취하게 되면 자극을 받아 더 많이 분비된다.

위에서 분비되는 위산(염산)은 단백질을 1차 분해해 단백질 분해효소인 펩신과 잘 반응하도록 도우며 먹거리에서 미네랄을 분해하고, 박테리아 세균에 대해 살균작용을 한다. 따라서 위 절제 수술을 받은 위암 환우들은 단백질을 소화하는 능력이 현저하게 떨어지기 때문에 다양한 아미노산들이 많이 포함된 식품(바나나 등)들을 섭취하는 것이 좋다. 그리고 살균작용을 할 수 없어 날 것보다는 될 수 있으면 익힌 먹거리를 섭취하도록 하여야 한다. 그리고 위 운동으로 잘게 부셔

주지 못하기 때문에 최대한 입에서 오랫동안 씹어서 삼켜야 한다. 위의 몸체 상단 부분에는 음식의 양을 감지하는 센서가 있는데, 일반적으로 식사를 시작하고 나서 약 15~20분 후에 작동하게 된다. 때문에 식사를 빨리하는 사람은 위 센서가 작동하기 전에 위를 100% 채우는 식사를 하게 돼 일반적으로 식사를 빨리하는 사람들이 과체중인 경우가 많다. 따라서 위 상단부분에 있는 센서가 음식의 양을 감지할 수 있도록 식사는 30분 정도 하는 것이 가장 좋다. 위는 음식물을 물리적인 운동을 통해 2mm 이하 지름의 알맹이들로 구성된 죽으로 만들어 1분당 2번씩 1~5mL의 죽을 십이지장으로 내려 보낸다. 따라서 입에서 충분히 씹으면 위장활동은 쉬워진다. 특히 위가 허약한 사람들은 입에서 음식물을 충분히 씹는 것이 위를 도와주는 가장 좋은 방법이다. 위에서 걸리는 소화시간은 평균 약 2시간 정도 걸리는데, 단백질과 탄수화물은 시간이 같다. 그러나 고지방 식품, 소금, 단당류, 그리고 복합 탄수화물(수용성 식이섬유 등)은 위에서 머무는 시간이 매우 길다. 입과 위에서는 서로 상호보완할 수 있는 기능들이 있기 때문에, 위를 보호하기 위해서는 입에서 오랫동안 씹어서 먹거리와 함께 소화효소도 충분히 생성하여 위로 내려 보내주어야 한다.

위장에 좋다는 유산균 음료나 건강식품을 먹는 것보다 더욱 중요한 것이 씹는 것임을 기억하자.

췌장을 도와주자

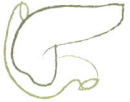

췌장은 오장육부에 포함되지 않지만 우리 몸에 매우 중요한 역할을 하고 있는데, 일종의 병원 응급센터 같은 역할을 하고 있다. 특히 현대인들이 자신의 몸 가운데 가장 혹사시키고 있는 장기가 바로 췌장이다.

췌장은 인슐린을 적절하게 분비해 혈액에 포함된 포도당의 농도가 적정하게 유지되도록 하는 역할을 한다. 그런데 단맛에 길들여진 사람이 단 음식을 밤낮 가리지 않고 수시로 먹게 되면 그때마다 췌장은 인슐린을 분비하기 위해 혹사를 당한다. 췌장도 일할 때는 하고, 쉴 때는 쉬어야 하는데 단맛을 좋아하는 사람들은 췌장이 휴식할 틈을 주지 않고 계속해 단 음식을 섭취한다. 아침저녁도 구분하지 않고 심지어는 밤낮을 구분하지 않고 단 음식을 섭취하고 있다. 특히 두뇌 활동을 많이 해 피곤한 몸은 생리학적으로 포도당을 공급할 수 있는 단 음식을 요구하게 된다. 그러다가 췌장이 인슐린을 적게 분비하면 혈액의 포도당 농도가 증가하게 되는데, 이것이 바로 당뇨병이다.

음식을 먹을 때 입에서 충분히 씹으면 침이 많이 발생하는데, 침에는 탄수화물을 분해하는 아밀라아제 효소가 있어 탄수화물을 소화하는 데 문제가 없다. 그런데 충분히 씹지 않은 상태에서는 아밀라아제 효소가 부족해지므로 췌장은 섭취한 탄수화물 일부분을 소화할 수 있도록 아밀라아제를 추가로 분비하게 된다. 즉, 췌장에서는 탄수화물 50%, 단백질 50%, 그리고 지방 90%를 소화할 수 있는 효소를 분비하게 된다. 따라서 충분히 씹는 것 자체만으로도 여러 가지 소화효소 분비를 촉진하기 때문에 꼭꼭 많이 씹는 것이 바로 췌장을 도와주는 것이다.

위에서 약 2시간 정도 소화를 시킨 후 십이지장으로 내려올 때 위산을 중화하기 위해 췌장에서 중화물질(bicarbonate)을 분비해 pH 8.2~9.3으로 조절하는데, 이러한 pH조절이 실패하면 위산으로 십이지장 궤양이 발생하게 된다. 따라서 식사 후 2시간 뒤에 물을 200~300mL 정도 마시면 위산을 희석해 췌장에서 중화물질이 적게 분비되도록 도와주는 것이다. 그래서 췌장을 도와주려면 식사 후 2시간 후에 물을 한 컵 마셔야 한다. 꼭꼭 씹고 식사 2시간 후에 물을 한 컵 마시고 단 음식을 적당하게 소량 섭취하는 것이 바로 췌장을 도와주는 일이다.

담낭에는 간에서 생산된 담즙이 저장돼 있는데 녹황색을 띠고 있다. 이러한 담즙은 계면활성제 역할을 하게 돼 섭취했던 지방성분을 1mm로 잘게 분해해 지방을 원활하게 소화할 수 있도록 잘게 부셔주는 비누와 같은 역할을 한다. 그런데 많은 사람들이 곰 담즙을 보양강장제로 먹는 것은 이해할 수 없는 현상이다. 아울러 과다하게 섭취한 지방을 분해하기 위하여 분비된 과다한 담즙은 대장암의 가장 큰 원인이 되고 있다.

자율신경에 의해 작동되는 모든 장기들은 나름대로 규칙에 의하여 질서 있게 작동되어야 하는데, 사람들의 나쁜 습관으로 현대인의 모든 장기는 혹사당하고 있다. 혹사당한 모든 장기들을 위하여 나쁜 생활 습관을 바꾸는 것이 건강 회복의 시작이다.

소장과 대장

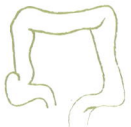

십이지장을 통과해 소장에 도착한 먹거리는 소화와 흡수가 매우 빠르게 진행되는데, 약 30분 정도가 소요된다. 소장에서는 최종적으로 먹거리는 소화하고 소화된 영양분의 흡수가 진행되는데, 탄수화물은 가장 작은 단위인 포도당으로 흡수되고, 단백질은 가장 작은 단위인 아미노산으로 소화돼 소장에서 흡수된다. 소장에서는 영양분을 바로 혈액 또는 림프액으로 흡수하기 때문에, 인체의 면역체계 60~70%가 장에서 가동되고 있다. 즉, 나쁜 성분들이 혈액 및 림프액으로 들어오면 즉시 생명의 위협을 받을 수 있기 때문에, 면역체계들이 소장에서 수문장의 역할을 하는 것이다.

그런데 충분히 씹지 않으면 음식물이 제대로 분해가 되지 않은 상태이기 때문에 장에서 부패하기 시작한다. 식당의 잔밥통을 열어 냄새를 맡으면 악취가 나는 것과 같은 현상이 우리 몸속에서도 일어나고 있는 것이다. 즉, 건강해지려고 먹은 모든 먹거리가 우리 몸속에서 썩고 있을 수 있다는 사실을 명심해야 한다. 먹었던 음식들이 부패하고 있을 때에는 장에 있는 면역체계들이 심각하게 약해지기 시작하면서, 면역체계의 원래 기능을 다 하지 못하게 된다. 따라서 면역을 강화시키려면 장이 정상적으로 되어야 한다.

소장의 수축운동은 신경시스템에 의해 조절되는데, 장은 제2의 뇌라고 할 정도로 민감한 기관이다. 그동안 세로토닌이라는 행복과 평안을 느낄 수 있는 호르몬이 뇌에서만 분비된다고 알려져 왔는데, 장에서도 세로토닌 호르몬이 분비된다는 연구가 보고되고 있을 정도로 장은 인체 내에서 매우 중요한 기능을 하고 있다. 따라서 어떤 종류의 식사를 하는지도 중요하지만 어떤 방법과 어떤 환경에서 어떻게 식사를 하는지도 매우 중요하다는 사실을 명심해야 한다. 즐거운 분위기에서 기쁨을 서로 나눌 수 있는 사람들끼리 모여 평안한 마음으로 식사하는 것이 바로 장을 도와주는 것이다. 많은 사람이 식사시간을 단순히 위를 채워서 포만감을 느끼는 시간으로만 생각하고 있는데 식사시간에 대한 개념을 완전히 바꿔야 한다.

장에는 헤아릴 수 없을 정도의 많은 균이 존재한다. 그중에는 유익균도 있고 유해균도 있다고 알려졌지만, 아직 모르는 것이 더 많다. 그러나 유익균을 먹거리를 통해 섭취하면 장의 활동을 적극적으로 도와주는 역할을 하게 된다. 락토 바실러스, 비피더스와 같은 유산균 또는 김치 유산균 등은 유익균으로 장의 활동을 도와주기 때문에 주기적으로 섭취하는 것이 좋다. 그러나 시중에서 판매되고 있는 요구르트 유산균 등은 단맛을 내기 위해 설탕(정제당) 또는 액상과당을 너무 많이 첨가했기 때문에 과량 섭취하지 않는 것이 바람직하다.

대장에서는 90~95%의 물과 나트륨 등을 흡수한다. 1L 정도의 소화죽은 액 200g의 대변을 형성한다. 그리고 대장에 머무는 시간은 약 12~70시간인데, 오래 머물수록 수분이 적어져 변비의 원인이 된다. 아울러 머무는 시간이 길어질수록 유해 물질 발생량도 증가하고 인체 내 유해 물질 흡수량도 증가하기 때문에, 될 수 있는 대로 대장에 머무는 시간이 짧은 게 좋다. 한편, 소화되지 않은 탄수화물과 단백질 등이 추가 발효, 부패되면 문제가 발생한다. 락테이트, 아세테이트, 부틸레이트와 같은 다양한 종류의 산이 형성되면서 산성화되고, 박테리아가 증식하면서 메탄, 황화수소, 이산화탄소 등과 같은 다양한 종류의 박테리아 부산물이 형성돼 방귀로 체외 배출되거나 체내로 흡수된다.

인체의 면역시스템을 원래대로 회복하고 제대로 관리하려면 소장과 대장의 기능이 정상 작동되도록 해야 한다. 정상적으로 작동하는지 여부를 체크할 수 있는 가장 좋은 방법은, 하루에 한번 정해진 시간에 대변을 3~5분 이내에 해결할 수 있는지 확인하는 것이다. 화장실에서 하루에 한번 정해진 시간에 3~5분 이내에 대변을 해결하지 못하면 장의 활동이 정상이 아니고 따라서 면역체계도 정상이 아니라는 점을 기억할 필요가 있겠다.

정상적으로 배변활동을 하려면 식이섬유가 풍부한 식단으로 바꾸어야 하고, 식이섬유가 많이 포함된 식사를 천천히 꼭꼭 씹는 습관을 가져야 한다. 아울러 적당량의 물을 항상 마시고 매일 가벼운 운동을 하여 장의 연동운동을 활성화하여야 한다.

변비는 만병의 시작이다.

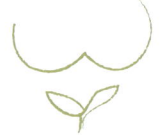

현대인의 말 못 하는 고민 가운데 하나가 바로 변비다. 변비를 가진 사람들의 고통은 이루 상상할 수도 없을 정도로 고통스럽다. 그래서 많은 사람이 변비를 해결하기 위해 이런저런 방법을 시도해 보지만 제대로 해결하기란 쉬운 일이 아니다. 숙변을 해결한다고 다양한 종류의 관장 또는 장청소를 오랫동안 정기적으로 시도하는 것은 추천하지 않는다. 한때 문제를 해결하기 위해 단기간 도움을 받는 경우는 문제가 없으나, 외부에서 인위적으로 관장 또는 장청소를 장기간 지속하게 되면 장이 가지고 있는 자체 관장능력이 저하되어 더 심각한 문제가 다음에 발생할 수 있다.

변비의 원인은 무엇일까? 변비는 여러 가지 복합적인 요소에 의하여 발생하기 때문에 한두 가지 방법으로만 해결할 수는 없다. 물론 변비의 원인은 여러 가지가 있지만, 특별히 심각한 질환이 없는 경우 일반적으로는 변이 장내에서 너무 오랫동안 머문다는 것이다. 보통 먹거리를 소화하면서 장에 머무는 시간은 대략 12~70시간 정도가 소요되는데, 오래 머물면 머물수록 수분함량이 줄어들게 되어 변이 딱딱해져서 변비의 고통을 가지게 되는 것이다.

장을 제2의 두뇌라고 할 정도로 장은 매우 민감하기 때문에 정신적인 스트레스를 받으면 변비가 발생하기도 한다. 평소에 변비가 전혀 없는 사람들도 낯선 곳으로 여행을 가게 되면 흔히 변비가 발생하는 것을 경험하기도 한다. 이런 정도로 장은 인체 내부적인 영향을 받을 뿐 아니라 정신적인 영향을 함께 받는 것이 사실이다.

인간의 몸은 여러 가지 자각증세를 통하여 인체의 상태를 알려 주는데, 변비가 있다는 것은 변이 너무 오랫동안 쓸데없이 장에 머물고 있다는 것을 알려주는 신호이다. 변이 오랫동안 장에 머물러 있으면 변에 포함된 나쁜 노폐물이 장의 외벽에 상처를 주기도 하고 변에서 발생하는 나쁜 여러 가지 가스들이 체내로 흡수되어 심각한 질병을 발생하는 원인이 되기도 한다. 그래서 변비는 무조건 해결해야 한다.

변비를 해결하는 효과적인 방법은 다음과 같다. 아침에 한 접시의 과일과 채소를 섭취하는데, 채소와 과일의 세포막이 제대로 파괴될 수 있을 정도로 천천히 꼭꼭 씹어서 섭취한다. 야콘을 하루에 반 개 정도 추가로 섭취하는 것도 좋은 방법이다. 그리고 현미로 쑥설기를 만드는데, 쑥, 취나물, 그리고 통 들깨를 혼합하여 쑥설기 떡을 만들어 밥 대신에 먹는다. 떡집에 현미를 주고, 봄철에 뜯어서 삶아놓았던 쑥, 취나물, 그리고 통 들깨를 적당하게 혼합하여 현미 쑥설기를 만들어 달라고 하고, 적당한 크기로 소포장해 달라고 하여 냉동실에 보관하면 된다. 냉동실에 보관한 현미 쑥설기를 급하게 전자레인지를 사용하여 해동하지 말고, 저녁에 식탁에 두면 아침에 적당하게 해동이 되는 방법을 사용하도록 한다. 될 수 있으면 전자레인지를 사용하는 것보다는 찜통을 이용하여 해동하는 방법을 사용하는 것이 좋다.

그리고 소변의 색깔이 항상 옅은 노란색이 되도록 물을 소량으로 자주 섭취하여 물이 부족하지 않도록 한다. 또한 김치, 청국장을 반찬으로 섭취하여 장에서 유산균이 활동하도록 도와주어야 한다. 아울러 장의 연동운동을 원활하게 돕기 위해서는 규칙적인 가벼운 운동을 해야 하는데, 하루에 30분 정도의 가벼운 산책이 도움이 된다. 위와 같은 방법을 사용하여 변비를 해결하려면 대략 20일 정도가 소요되는데, 정신적으로도 여유를 가지는 생활습관도 변비를 해결하기 위해서는 필수이다.

탄수화물

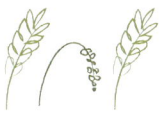

3대 영양분은 탄수화물, 단백질, 지방을 의미한다. 일반적으로 먹거리를 섭취하면 입, 위, 장을 거쳐서 소화·흡수된다. 사람들이 활동할 수 있는 에너지를 공급하고 인체의 구성성분인 뼈, 조직 등을 생성하기 위해서는 먹거리를 지속해서 균형 있게 섭취해야 한다.

특히 탄수화물은 인체의 가장 기본적인 에너지원의 역할을 한다. 즉, 다당류인 탄수화물(녹말)은 소화효소에 의해 포도당으로 분해되고 장에서 흡수되면서 에너지원으로 사용된다. 탄수화물, 단백질, 지방이 포함된 음식을 섭취하면 입안에서 음식물을 씹음으로써 작은 덩어리로 만들어지고 동시에 탄수화물 분해효소(아밀라아제 등)가 분비되면서 탄수화물 분해를 촉진한다.

이로 잘게 부서진 먹거리는 위로 이동해 위산과 다양한 분해효소(특히 단백질 분해효소인 펙틴)가 분비된 상태에서 2시간 동안 위의 움직임으로 암죽형태로 만들어진다. 암죽형태로 만들어진 먹거리는 십이지장을 통과하면서 쓸개에서 분비되는 담즙과 췌장에서 분비되는 다양한 효소와 함께 소장으로 이동돼 영양분으로 분해·흡수된다.

탄수화물은 쌀, 보리, 고구마, 감자 등과 같은 곡류의 주성분이며 포도당이 수백, 수천 개 뭉쳐져 있는 다당류이다. 소화과정을 거치면서 가장 작은 단위인 포도당으로 분해돼 장에서 인체에 흡수된다. 포도당은 인체의 에너지를 발생시키는 원료이다. 그래서 사람들이 아플 때 병원에 가면 제일 먼저 포도당 링거주사를 맞는 이유가 바로 이것이다. 음식을 먹어도 소화할 수 없을 정도로 허약한 상태이기 때문에 혈관 속으로 주삿바늘을 찔러 넣어 직접 포도당을 주입하게 되면 원기를 회복할 수 있는 것이다.

탄수화물은 소화되면서 포도당으로 변하고, 생성된 포도당은 장을 통해 혈액 또는 림프액으로 전달된다. 포도당은 최종적으로는 크레브스 회로(Krebs Cycle)를 통해 이산화탄소와 물을 생산하면서 탄수화물 1g당 4kcal의 에너지를 발생시킨다. 따라서 운동을 포함한 모든 신체활동에 대한 에너지를 공급한다. 사용하고 남으면 간, 근육에 글리코겐으로 저장돼 다음에 에너지가 필요할 때 사용된다. 그런데 간에 저장된 후 남은 양은 지방으로 축적돼 지방간의 원인이 되기도 한다. 지방간의 가장 큰 원인은 밥, 빵, 고구마, 감자, 옥수수, 국수 등과 같은 탄수화물을 과다하게 섭취하고 운동은 하지 않을 때 발생한다.

일반적으로 곡류와 같은 다당류는 분해속도가 급격하게 상승하지 않는데 비해, 설탕과 같은 이당류는 쉽게 분해되기 때문에 혈액 내의 포도당 농도를 급격하게 증가시키게 된다. 아울러 포도당과 갈락토스보다 과당은 흡수속도가 상대적으로 느려, 혈당을 급격하게 증가시키지 않아 당뇨환우에게 상대적으로 좋은 편이다. 그러나 정제, 농축과당(액상과당, 콘 시럽 등)보다는 전체적으로 섭취하는 과일에 포함된 과당이 더 좋다.

고기가 필요하지 않다.

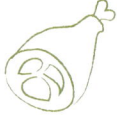

단백질은 우리 인체에 매우 중요한 영양소다. 인체의 조직을 구성하고 있는 가장 기본적인 물질이며, 체내 면역시스템을 이루는 주성분이다. 단백질은 동물성과 식물성으로 구분되며, 동물성 단백질이란 소고기, 돼지고기뿐만 아니라 우유, 치즈제품, 그리고 생선까지 포함한다. 식물성 단백질은 콩, 쌀을 비롯한 모든 곡류에 많이 포함돼 있다. 현재 '고기'로 불리는 동물성 단백질의 섭취량이 점점 증가하고 있는 추세다.

동물성 단백질에는 포화지방 등이 많이 포함돼 있어 과량 섭취했을 때 혈액순환을 방해하는 요소로 작용하기 때문에 적정량 섭취를 권장한다. 일반적으로 고기류에 포함된 포화지방은 인체 내에서 고체 덩어리를 만들어서 혈관을 막는 역할을 하게 되어 심각한 질병을 발생하는 원인이 된다.

특히 지방이 많이 포함된 삼겹살, 꽃등심 같은 고기가 인기 있는 이유는 단순히 먹을 때 부드럽고 고소하기 때문이다. 사람들이 점점 더 부드러운 고기를 요구하게 되면서 인간의 비극은 시작됐다. 원래 소는 풀을 먹고 자라게 돼 있는데, 더욱 더 부드러운 고기를 원하는 사람들 때문에 소를 운동시키지 않고 사육하고, 동물성 사료를 섭취하도록 했다. 동물성 사료를 섭취한 소들이 빠르고 크게 성장하면서 부드러운 고기를 공급할 수 있게 됐지만 '광우병'을 발생시키는 원인이 됐다. '광우병'은 인간들이 자연의 법칙에 불순종해 발생한 대표적인 질병이다.

우리나라가 경제적으로 가난했던 시절에는 식량난 탓에 '보릿고개'라는 단어가 있었고, 영양실조에 걸린 사람들이 많았다. 그때는 고기가 아니라 고깃국이라도 실컷 먹는 것이 부의 상징인 시절이었다. 현재 북한주민들에게 '쌀밥과 고깃국'을 실컷 먹여주겠다고 말하고 있는 모습을 보듯이 '고기'로 불리는 동물성 단백질은 부의 상징이다. 우리나라도 1990년 전까지는 부자들만이 마음대로 먹을 수 있는 것이 고기였기 때문에, 고기를 마음대로 먹을 수 있다는 것은 누가 부자인지를 알려주는 방법이 되었다. 그렇지만 실제로 고기에 포함된 단백질의 양보다 콩에 포함된 단백질의 양이 훨씬 더 많은 데도 고기가 포함된 식사를 대접받아야만 대접을 잘 받았다고 하는 문화적인 인식이 있다. 동물성 단백질이든 식물성 단백질이든 사람이 섭취하게 되면 소화과정을 거쳐 '아미노산'으로 분해돼 소장에서 흡수되기 때문에, 동물성 단백질과 식물성 단백질에 대한 영양학적 차이는 전혀 없다.

흔히 동물성 단백질을 '완전단백질', 그리고 식물성 단백질을 '비완전단백질'이라고 한다. 동물성 단백질에는 인체 내에서 합성되지 않고 반드시 음식으로 섭취해야 하는 모든 필수아미노산 9가지가 모두 포함돼 있지만, 식물성 단백질에는 모든 필수아미노산이 포함돼 있지 않기 때문이다. 그러나 식물성 단백질의 주요 공급원인 쌀과 콩을 섞어서 섭취하게 되면 '완전단백질'이 된다. 따라서 완전단백질로서 식물성 단백질을 섭취하려면 쌀, 콩, 조, 수수 등과 같은 잡곡밥을 먹으면 되는 것이다.

인간의 치아는 32개로 앞니 8개, 송곳니 4개, 어금니 20개로 구성돼 있는데, 앞니는 음식을 끊을 때 사용하고, 송곳니는 고기를 찢을 때 사용하고, 어금니는 음식을 맷돌처럼 갈아서 먹는 데 사용한다. 따라서 송곳니는 32개 중 4개로 12.5%를 차지하기 때문에, 동물성 단백질을 15% 이하로 섭취하는 것이 좋다. 이러한 사실은 세계보건기구(WHO)에서 과학자, 영양학자들이 수행한 많은 임상결과에 따라 제시한 10~15% 단백질 권장 섭취량과 동일하다. 고기를 섭취할 때 가장 큰 문제 중의 하나는 지방을 함께 섭취한다는 것이다. 지방에는 온갖 종류의 농약, 항생제, 환경호르몬 등과 같은 유해 물질들이 과량으로 농축되어 있기 때문에 건강에 심각한 문제를 발생한다. 아울러 필요 이상의 지방을 섭취하게 되면, 담즙 분비량이 많아져서 대장암의 원인이 되고 있다.

고기를 섭취할 때 가장 위험한 방법이 숯 등을 사용한 직화구이로 먹는 방법이다. 직화로 굽게 되면 검은색으로 고기가 타게 되는데, 검은색으로 탄 고기를 분석해보면 '벤조피렌'이라는 발암물질이 다량 포함되어 있다. 평소에 '검게 탄 고기'를 무심코 많이 먹었던 사람들이 지금까지 아무 문제가 없다고 이야기하는 경우가 있다. 검게 탄 고기에 포함된 벤조피렌이 이상세포를 만들었을 때, 그 사람의 면역체계가 정상적으로 활동하고 있다면, 문제가 전혀 없다. 그러나 모든 사람의 면역체계가 항상 정상적으로 활동하지 못할 경우도 있는데, 순간적으로 스트레스를 받아 면역이 저하되었을 때 먹었던 한 조각의 검게 탄 고기로 인해 암세포는 서서히 증식하기 시작하고 10년, 20년 또는 30년 뒤에 암환우가 되는 것이다.

요즘 젊은이들의 '삼겹살 문화'는 가장 나쁜 습관 중의 하나이다. 지방이 많이 포함된 삼겹살은 부드러움과 고소함의 대명사로 젊은이들의 입을 유혹하여 전 세계적으로 '삼겹살'의 존재감을 한국의 젊은이들이 바꾸어 놓았다. 불판 청소를 쉽게 하려고 알루미늄 포일을 사용하여 치매와 관련 있는 '알루미늄'을 보너스로 제공하여, 검게 탄 불판 위에 벤조피렌과 알루미늄의 유해 물질 퓨전식이 된 것이다.

가장 안전하게 고기를 섭취하는 방법은 삶아서 먹는 방법으로, 전 세계의 모든 장수촌에서 고기를 섭취하는 방법이다. 암환우들은 될 수 있으면 소, 돼지, 닭, 오리 등과 같은 동물성 고기를 섭취하지 말고, 대구, 조기, 명태 등과 같은 자연산 생선과 콩, 잡곡 등과 같은 식물성 단백질을 섭취하는 것이 좋다.

자신이 먹고 싶은 대로 많이 먹거나 지방이 많이 포함된 부드러운 고기만 요구할 것이 아니라, 적절하게 섭취하는 것이 자연에 순응하는 방법이다. 특히 전 세계적으로 사람들의 육식을 위해 사육되는 모든 동물이 먹는 사료 때문에 사람이 먹을 수 있는 식량이 점점 더 부족해지고 있다. 아울러 전 세계에서 사육되고 있는 소들이 내뿜는 방귀가 지구 온난화에 큰 영향을 미치고 있다는 사실도 기억해야 할 것이다.

지방
(Lipid)

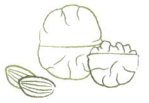

지방은 몸의 구성성분 중 약 15~20%를 차지하고 있는데 세포막의 주요 성분이다. 물에 녹지 않는 불용성으로서 저장(단순) 지방질, 구조(복합) 지방질, 그리고 유도 지방질로 구분할 수 있다. 지방도 반드시 필수적으로 섭취해야 하는 중요한 영양분이다.

저장(단순) 지방질은 중요한 에너지원으로서 1g당 9kcal 에너지를 공급한다. 저장(단순) 지방질은 지방산(포화, 불포화, 전이(트랜스)지방 등), 중성지방(triglyceride), 왁스(wax) 등으로 구분된다. 그리고 구조(복합) 지방질은 세포막의 주요 성분으로서 지질 이외에 인산, 염기, 당, 단백질 등이 함유된 지질로 구성돼 있다. 그리고 유도 지방질은 저장(단순) 지방질이나 구조(복합) 지방질이 물로 가수분해할 때 얻어지는 지방산을 의미한다.

지방산에는 포화, 불포화, 전이(트랜스)지방산이 있다. 포화지방산은 상온에서 고체이며 주로 동물성 기름에 많이 포함돼 있다. 따라서 포화지방산을 너무 많이 섭취하면 혈관 내부에 고체로 쌓여서 혈관을 막게 돼 고혈압, 뇌졸중, 중풍 등 각종 만성질환의 원인이 된다. 불포화 지방산은 상온에서 액체이며 주로 식물성 기름 또는 생선기름에 많이 포함돼 있다. 따라서 포화지방산이 많이 포함된 동물성 고기 대신에 상대적으로 불포화 지방산이 많이 포함된 생선류를 섭취하는 것이 바람직하다.

트랜스지방은 액체 상태의 식물성 기름을 고체 상태로 만드는 과정에서 인위적으로 생성하는 지방으로 포화지방산보다 건강에 더 해롭다. 식물성 기름을 유통하기 위해서는 액체보다 고체가 더 경제적이기 때문에, 액체 기름에 수소를 첨가해 고체 기름을 만드는데 가장 대표적인 상품이 마가린이다. 액체를 고체로 만들어서 경제적으로는 장점이 있지만, 인체에 가장 해로운 전이(트랜스)지방을 생성하게 됐다.

체내에서는 합성할 수 없어 반드시 먹거리를 통해 공급해야 하는 필수지방산으로는 리놀레산(오메가6 지방산), 리놀렌산(오메가3 지방산), 올레산(오메가9 지방산), 아라키돈산, EPA, DHA 등이 있다. 이러한 필수지방산은 견과류, 콩류, 생선류, 육류에 많이 포함돼 있다. 이러한 필수지방산을 먹거리를 통해 섭취할 때는 될 수 있으면 정제 가공한 식용유를 섭취하기보다 자연 그대로의 전체식을 통해 섭취하는 것이 가장 좋다. 정제 가공한 식용유에는 몇 가지 성분만 고농도로 농축돼 있지만, 전체식에는 지방산을 포함해 모든 필수 영양분들이 골고루 균형 있게 포함돼 있기 때문이다.

지방도 인체에 필요한 3대 영양소 중의 하나이지만, 현대인의 잘못된 식습관 때문에 많은 양의 지방을 장기간 섭취하면서 심각한 질병에 노출되게 되었다. 지방이 소화·분해되기 위하여는 담즙과 분해효소인 리파아제가 필요한데, 담즙은 비누와 같은 역할을 하여 지방을 작은 덩어리로 분쇄하여 물과 잘 혼합될 수 있는 유화제(계면활성제) 역할을 한다. 그런데 지방을 과다하게 섭취하게 됨에 따라 분비된 과량의 담즙은 대장암의 원인이 되기 때문에, 지방 섭취량도 적절하여야 한다.

아울러 소, 돼지, 닭 등과 같은 동물성 고기에 많이 함유된 포화지방은 가급적 섭취량을 줄이고, 생선과 견과류 등에 많이 포함된 불포화지방 섭취량을 늘리는 것이 좋다.

오메가3와 오메가6

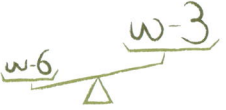

오메가3와 오메가6 지방산은 필수지방산으로 외부에서 먹거리를 통하여 섭취하여야 할 필수지방산이다. 일반적으로 오메가3 지방산과 오메가6 지방산은 인체 내에서 상호 보완적인 기능을 하고 있다. 예를 들면 오메가6 지방산은 염증을 유발하는 기능을 하고 있어서 외부에서 병원균이 침입하면 그들을 공격하여 시체들을 처리하기 위하여 염증을 유발해야 하고, 오메가3 지방산은 염증을 완화하는 기능이 있다. 그리고 오메가3 지방산은 포도당 대사, 세포벽 통과, 시력, 신경체계 등에 관여하고 있고 오메가6 지방산은 지방저장, 세포벽 딱딱함, 응고 같은 생리학적 기능을 담당하고 있다.

오메가6 지방산은 일반적으로 씨에 많이 함유되어 있어서 식물이 성장하는데 필요한 에너지를 저장하는 저장소의 역할을 하고 있다. 반면 오메가3 지방산은 엽록체의 세포막 표면에 분포되어 있어서 광합성에 필요한 태양빛을 흡수하는 중요한 기능을 한다. 따라서 식물의 잎이 광합성을 하는 모든 푸른 잎 식물들은 오메가3 지방산을 합성하고 알파-리놀렌산이라고 명명된다. 흔히 오메가3 지방산이라고 하면 등푸른 생선을 머리에 떠올리는데, 등푸른 생선이 바닷물에서 녹색 식물(특히 조류)들을 섭취함으로써 오메가3 지방산(EPA, DHA; 오메가3 지방산의 분해 대사체)이 많이 함유되는 것이다.

그런데 식품산업이 발전하면서 식물의 씨앗에서 기름성분을 추출하여 다양한 종류의 식물성 기름(콩기름, 옥수수기름 등)이 상품으로 공급되기 시작하였다. 동물의 포화지방들이 혈액순환을 방해하여 고혈압, 뇌졸중과 같은 만성질환에 시달리면서 사람들은 상대적으로 안전한 불포화지방산인 식물성 기름(콩기름, 옥수수기름 등)을 대량으로 섭취하기 시작하면서 오메가6 지방산 섭취량이 급격히 증가하고 상대적으로 오메가3 지방산 섭취량이 급감하기 시작하였다. 현재는 오메가6 지방산과 오메가3 지방산의 섭취량 비율이 20:1 정도가 될 정도로 오메가6 지방산 섭취량이 매우 많은 편이다.

더군다나 소, 돼지, 닭 등과 같은 동물들도 풀을 먹고 자라면 오메가3 지방산 함유량이 많을 것인데 대량사육이 시작되면서 옥수수, 밀과 같은 씨앗을 주성분인 사료를 섭취함으로써 동물의 체내에도 오메가3 지방산보다는 오메가6 지방산이 더 많이 포함되기 시작하였다. 이래저래 사람들은 오메가6 지방산 섭취량이 급격하게 증가하게 되었고 그 때문에 심장질환, 혈액순환, 염증유발에 의한 각종 질환, 암 등이 증가하는 원인이 되었다고 추정하고 있다.

일반적으로 우리나라 사람들은 오메가3 지방산보다는 오메가6 지방산 섭취량이 훨씬 많은 편이다. 그러나 오메가3 지방산과 오메가6 지방산의 섭취량은 1:2 정도가 가장 이상적인데 우리나라 사람들의 섭취량 비율은 1:20이 넘을 정도로 오메가6 지방산 섭취량이 매우 많은 편이다. 그 이유는 우리나라 사람들이 즐겨 섭취하는 참기름, 콩기름 등이 오메가6 지방산이기 때문에 그렇다. 따라서 의도적으로 오메가3 지방산이 포함된 먹거리를 많이 섭취하도록 해야 한다.

식물성 오메가3 지방산을 가장 많이 함유한 먹거리는 바로 들깨로 아마 씨보다 더 많이 포함돼 있다. 간혹 수입되는 아마 씨를 섭취하는 때도 있는데 생 아마 씨에는 '시안'과 같은 독성분이 포함돼 있기 때문에 살짝 볶아서 독성 성분을 제거한 후 섭취해야 한다. 그런데 오메가3 지방산이 많이 포함된 들깨기름 및 아마 씨 기름 등은 산화되는 속도가 오메가6 지방산이 많이 포함된 참깨기름보다 빠르다. 즉, 들깨기름이 참깨기름에 비해 유통기간이 매우 짧은 이유는 바로 공기 중에서 빠르게 산패되기 때문이다. 기름이 산화되면 산화 지질이 생성되는데 대부분 발암물질로 알려졌다. 따라서 산화된 찌든 냄새가 나는 기름은 절대로 섭취하지 않아야 한다.

들깨기름이나 들깨가루는 제조한 후 될 수 있는 대로 빨리 섭취해야 하며 언제 제조했는지 모르는 들깨기름이나 들깨가루는 절대 섭취하지 말아야 한다. 보관할 때는 반드시 냉동 또는 냉장 보관을 하되, 가급적 빨리 섭취하도록 소량만 만들어서 섭취하도록 한다. 특히 일반 식당에서 제공하는 들깨가루는 대부분 외국에서 수입하는 것으로서 매우 오래전에 가루로 분쇄해 제조했기 때문에 될 수 있으면 섭취하지 않는 것이 좋다.

오메가3 지방산은 캡슐에 포장된 어류를 통해 섭취할 수도 있다. 주로 정어리, 고등어, 물개 등에서 추출한 오메가3 지방산은 EPA, DHA 성분으로 포함돼 있는데 상업용으로 판매되는 오메가3 캡슐에는 오메가3 지방산이 1/3, 그리고 생선기름이 2/3 포함돼 있다. 따라서 정상적인 사람에게는 문제가 없지만, 혈액 내 중성지방이 많은 사람, 콜레스테롤 수치가 너무 높은 사람 등은 동물성 오메가3 지방산보다 들깨와 같은 식물성 오메가3 지방산을 섭취하는 것이 더 좋다.

식이섬유

엑스트라나 조연 배우 생활을 오래하다 어느 날 숨겨진 진가가 발휘되어 스타가 되는 유명인들이 있다. '숨겨진 진주'라고 표현을 하는데 영양소 중에는 '식이섬유'가 바로 그런 숨겨진 진주다. 식이섬유는 오랫동안 많은 영양학자, 의사, 전문가들에 의하여 주목을 받지 못했다. 그러나 최근의 연구에 의하면 식이섬유는 장 활동에 매우 중요한 역할을 한다는 사실이 발견되면서 많은 연구가 진행되었다. 아울러 식이섬유는 장내 균 활동을 활발하게 할 뿐만 아니라 항암작용을 한다는 사실도 알려지게 되었다.

식이섬유는 물에 잘 녹는 수용성과 물에 녹지 않는 불용성으로 구분되는데, 한국 사람들의 주식인 곡류에는 불용성이 많은 편이다. 사과

껍질에 가장 많이 포함된 펙틴은 수용성 식이섬유의 대표로서 특히 항암작용이 주목을 받고 있다. 그리고 버섯류에 많이 포함된 베타 글루칸 등도 대표적인 수용성 식이섬유이다. 리그닌, 셀룰로오스와 같은 불용성 식이섬유는 장의 연동운동을 활성화하여 장 통과시간을 단축하고 대변량을 증가시키는 역할을 한다. 대변량이 증가하게 되면 쾌변의 기쁨을 즐길 수 있고, 대장 내 정체시간이 단축되어 독소 합성 및 장 접촉 시간이 감소함으로 인하여 장을 건강하게 유지할 수 있게 된다. 아울러 탄수화물의 소화 흡수되는 시간을 길게 함으로써 당뇨환우들에게 혈액 내 포도당 농도가 짧은 시간에 급증하는 현상을 막을 수 있다.

장내 유익균의 활동을 활성화함으로써 항암효과가 있다는 사실이 증명되었고, 지방을 분해하기 위하여 분비되는 담즙을 흡착하는 역할을 하게 된다. 과다한 담즙의 분비는 대장암의 원인이 되기 때문에 과잉의 담즙을 흡착하는 식이섬유의 역할은 매우 중요하다. 따라서 지방이 많이 포함된 육류를 15% 이하로 섭취하는 습관을 지니고 육류를 섭취할 때는 반드시 식이섬유가 많은 채소와 과일을 충분하게 같이 섭취하는 것이 매우 중요하다.

일반적으로 암세포는 정상세포와 비교하면 칼슘이 부족한 경향을 보이고 있는데 식이섬유의 발효 때문에 칼슘이 쉽게 유리화할 수 있기에 항암효과도 가지고 있다. 아울러 리그닌과 베타 글루칸의 항암작용은 동물실험을 통하여 보고된 바가 있다. 일반적으로 채소, 과일, 곡류, 버섯, 해조류에는 식이섬유가 매우 풍부하게 포함되어 있다. 그리고 주식을 하기 전에 식이섬유를 섭취하는 것은 다이어트에 매우 효과적이다. 주식을 하기 전에 식이섬유가 많이 포함된 채소와 과일을 먼저 섭취하게 되면 식이섬유 덕분에 위가 먼저 채워져 포만감을 가지기 때문에 과식할 수 없게 되어 다이어트에 도움을 준다. 따라서 다이어트를 하려면 주식을 하기 전에 과일, 채소로 된 샐러드 한 접시를 20분 정도 천천히 씹어서 섭취하면 된다. 이때 사용하는 소스를 상업용 소스를 사용하지 말고 키위, 바나나 등을 이용한 과일 소스 또는 발사믹 소스 등을 이용하는 것이 좋다. 그러나 태초먹거리 학교에서는 처음에는 과일, 발사믹과 같은 액체 소스를 사용하지 말고, 아몬드, 호두와 같은 견과류를 그대로 씹어 먹을 수 있는 견과류 소스를 추천한다.

발효식품과 술

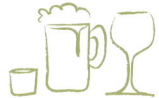

"익을수록 좋다!!!"는 표현을 많이들 쓴다. 사람들이 먹거리를 오랫동안 보관하는 방법과 다양하고 맛있게 섭취하는 방법을 찾다가 발효하는 방법을 이용하게 되었다. 발효는 미생물이 먹거리를 변화시켜서 소화가 쉬운 작은 입자로 분해하거나, 미생물이 대사하여 생성되는 새로운 물질을 이용하는 방법이다. 자연에 얼마나 많은 종류의 미생물이 존재하는지를 정확히 알 수 없고, 아울러 인체 내에 얼마나 많은 미생물이 있는지, 인체 표면에 얼마나 많은 미생물이 있는지를 아무도 모를 정도로 많다. 그렇지만 미생물이 사라진다면 지구의 모든 생명체는 사라질 것이고 세상의 종말을 예상할 수 있다.

먹거리에도 많은 종류의 발효 식품이 존재한다. 특히 곡류, 과일, 채소에 포함된 과당, 포도당은 발효하여 술(알코올)로 변하고, 다시 술(알코올)은 발효하여 식초로 변하게 된다. 따라서 발효시킨 먹거리라면 반드시 술맛 또는 식초 맛이 나야 한다. 술은 인류역사에서 빼놓을 수 없는 먹거리로 아주 오래전에 만드는 방법이 개발되었다. 주로 곡류에 포함된 탄수화물을 분해해 포도당으로 만들어 적당한 온도에서 미생물이 활동하도록 하여 포도당을 발효시켜 술을 제조하게 되었다.

술을 마시게 되면 우리 몸속에 들어와 발효되면서 식초로 변하게 된다. 즉, 우리 몸의 처지에서 볼 때는 술을 마시는 것과 식초를 마시는 것이 동일한 것이다. 그런데 알코올에서 바로 식초로 변화하는 것이 아니라 알코올에서 먼저 아세트알데히드로 변화되고 아세트알데히드가 다시 식초로 발효되게 된다. 이런 과정에 생성되는 아세트알데히드가 바로 구토, 두통, 어지럼증 등과 같은 숙취의 원인이 되는 유해 물질로서 간접적으로 암을 유발하기도 한다. 아세트알데히드와 같은 유해 물질이 생성되면 간에서 해독 작용이 시작되는 데, 간이 해독할 수 있는 능력 이상으로 아세트알데히드가 발생하면 간염, 간경화, 간암 등과 같은 질병이 발생한다.

그런데 사람마다 아세트알데히드에서 식초로 변화하는 과정에 필요한 분해효소가 생성되는 양이 다르다. 분해효소가 많이 생성되는 사람들은 술을 많이 먹어도 문제가 없지만, 분해효소가 적게 나오는 사람들은 술을 먹으면 즐거운 것이 아니라 아세트알데히드 때문에 괴로운 것이다. 술을 먹었을 때 얼굴이 빨리 붉어지는 사람들은 일반적으로 분해효소가 적게 나오는 경향이 있기 때문에, 술을 많이 마시면 안 된다.

이런 종류의 효소는 기분이나 정신상태에 따라 많이 분비될 수도 있고 적게 분비될 수도 있다. 따라서 술은 비 오는 날, 혼자 인상을 쓰면서 술을 먹으면 분해효소가 평소보다 적게 나오기 때문에, 그런 날은 '술'을 먹은 것이 아니라 '발암물질'을 먹었다는 사실을 명심해야 한다. 스트레스를 풀겠다고 술을 먹는 사람은 본인의 효소 분비량, 술을 먹는 양, 술 먹을 때의 분위기 등에 따라 스트레스를 푸는 것이 아니라 발암물질을 잔뜩 마신 경우가 되는 것이다. 따라서 술은 항상 발암물질이 생성된다는 사실을 기억하면서 암환우들은 술을 섭취하지 않는 것이 좋다.

식품첨가물

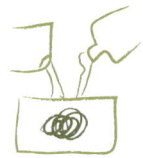

식품첨가물은 먹거리의 상품성을 향상시키기 위해 첨가된 다양한 종류의 첨가물을 의미한다. 일반적으로 오랜 기간 동안 유통·보관하기 위한 보존제를 비롯하여 색깔을 나타내는 색소첨가물, 맛과 향을 향상시키기 위한 가미제 등 다양한 종류의 식품첨가물이 사용되고 있다. 그렇다보니 과연 이 식품첨가물을 마음 놓고 먹어도 될 것인가에 대한 논란이 일어날 수 밖에 없다.

현재 식품에 사용되고 있는 식품첨가물은 세계적으로 약 1,500여종이 있으며, 우리나라에 허가된 식품첨가물이 약 615종이 있다. 그중에서 화학적으로 합성된 식품첨가물은 약 405여종, 천연적인 식품첨가물이 약 203여종, 혼합제로 사용하는 식품첨가물이 약 7종, 그리고 유화제로 약 28종이 허가되어 사용하고 있다.

설탕 대신에 단맛을 내는 합성감미료인 아스파탐은 다이어트 콜라, 빵, 두통약 등에 사용하고 있고, 사카린과 사카린나트륨은 주로 어묵 등에 포함되어 있다. 눈을 즐겁게 하기 위한 합성착색료는 적색 104호, 적색 106호, 황색 4호 등이 있는데 빙과류 및 사탕류에 주로 사용된다. 오랫동안 유통·보관하기 위하여 사용하는 합성보존료는 안식향산나트륨, 소르빈산 칼륨 등을 사용하는데, 주로 음료수, 아이스크림, 탄산음료, 마가린, 마요네즈 등에 많이 포함되어 있다. 그리고 지방, 비타민A, D를 산화하지 않도록 소르빈산과 같은 산화방지제를 라면, 과자, 수프, 주스 등에 사용하고 있다.

그리고 아황산나트륨과 같은 산화방지제 및 표백제를 샐러드, 말린 채소 등의 갈변현상을 제거하기 위하여 사용하고 있다. 글루타민산나트륨(MSG) 등과 같은 가미제는 거의 모든 과자류 및 식당에서 사용하고 있다. 레시틴과 글리세린 지방산 에스테르와 같은 유화제는 아이스크림에 특히 많이 사용하고 있다. 햄과 소시지에 단순히 불그스름한 색깔을 나타내기 위하여 첨가되는 아질산나트륨은 인체 내에서 니트로소아민과 같은 발암물질을 형성하고 있다.

이루 말할 수 없을 정도로 현재 우리가 먹고 있는 식품에는 식품첨가물의 전성시대가 되어 있다. 어느 누구도 식품첨가물로부터 자유스러울 수 없을 정도로 광범위하게 모든 먹거리에 포함된 것이 현재 실정이다. 식품첨가물의 안전성에 대하여는 공식적으로 동물실험을 통하여 인체 독성에 대한 안전성 자료가 풍부한 편이다. 그러나 장기섭취 또는 혼합섭취 시 문제가 되는 경우는 아무도 결과를 알 수 없는 편이다. 적색 2호와 같은 색소는 미국에서는 1970년에 금지가 되었지만, 우리나라에서는 2008년도에 유아용 먹거리에 사용이 금지될 정도로 안전성에 대해서는 논란의 소지가 많은 것이다. 현재 식품 정책은 위해성이 발견되면 그때 금지조치를 내리는 사후처방 형식으로 진행되는 것이 현실이다.

한 가지 더 심각한 문제는 식품첨가물의 안전성에 관한 연구를 수행할 때, 단일 식품첨가물에 대하여 수행한다는 사실이다. 그러나 사람들이 섭취하는 식품에는 매우 많은 종류의 여러 가지 식품첨가물들이 혼합하여 포함되어 있는데, 여러 가지 식품첨가물들을 함께 섭취하였을 때 화학적 상호작용에 의한 안전성에 관한 결과는 전혀 없다. 결국, 인간을 실험대상으로 하여 장기간으로 관찰하여 위해성이 나타나면 금지하는 위험한 인간 실험이 진행되는 중이다.

우리나라 사람들의 식품첨가물 섭취량이 다른 나라에 비하여 상대적으로 높은 편이다. 하지만 이제는 소비자가 생산자를 바꿀 수 있는 시대가 되었다. 따라서 식품첨가물이 없는 먹거리 또는 식품첨가물을 최대한 적게 포함된 먹거리를 소비함으로써 생산자를 변화하도록 하여야 한다. 앞으로 가공식품을 구매할 때는 식품포장 뒤에 붙어 있는 식품성분에 대한 라벨을 꼼꼼히 확인하는 습관을 반드시 가져야 한다. 가급적 식품첨가물 개수가 적은 가공식품을 반드시 선택하여야 하며, 모호한 이름의 식품첨가물들이 포함된 가공식품은 구매하지 말아야 한다.

특히 자라나는 어린이들에게는 식품첨가물이 되도록 적게 포함된 먹거리를 섭취하도록 하여 아토피와 같은 만성질환으로부터 최소한의 안전을 지키며 성장하게 해야한다. 그것이야말로 어른이 해야 할 최소한의 노력이다.

채식과 육식

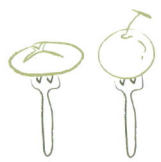

채식주의자냐, 육식주의자냐. 요즘은 무엇을 먹느냐에 따라 그 사람의 성향을 판가름 할 수 있다고 해도 과언이 아니다. 웰빙, 로하스, 힐링에 대한 관심이 폭발적으로 증가하면서 채식과 육식에 대한 견해가 끊임없이 대립하고 있다. 그리고 암에 걸리는 등 건강이 나빠진 사람들은 채식을 시작하게 되고, 동물에 대한 윤리적인 문제와 환경을 보호한다는 차원에서 채식주의가 사람들로부터 관심을 끌고 있다.

성경에 나오는 이야기 중 원래 인간은 식물만을 섭취하였는데, 지구가 물로 뒤덮이는 홍수 이후에 동물을 섭취하였다는 기록이 나온다. 즉, 홍수로 뒤덮인 땅에서 물이 빠지고 땅에서 다시 식물이 자라나기까지는 시간이 필요하였는데 식물을 다시 수확할 때까지 시간이 필요한 것이었다. 그래서 홍수를 피하고자 제작한 노아의 방주 속에 함께 있던 정결한 동물 암수 7쌍 중에서 초식 동물 중 일부를 먹기 시작한 것이 육식을 하게 된 시작이라고 기록되어 있다. 그런데 재미있는 사실은 성경에 의하면 노아의 홍수 이전에는 평균수명이 900세가 넘었는데 노아의 홍수 이후에 평균수명이 급격히 줄어들면서 100세 근처가 되었다는 사실이다.

물론 채식에서 육식으로 바뀐 것이 급격하게 수명이 단축된 원인이라고 말할 수는 없다. 그러나 채식과 육식에 대한 문제는 인간이 풀어야 할 숙제인 것은 틀림없는 사실이다. 요즘 채식은 건강을 위하여 단순히 식물만을 섭취한다는 개념에서 더 나아가 동물의 윤리적인 문제에 초점을 맞추고 있다. 동물도 동물답게 살 권리가 있는데 가격 경쟁력과 수익성 창출을 위한 대량사육이 시작하면서 비좁은 울타리 안에서 동물들의 삶은 비참해지기 시작하였다. 그로 인해 사람들은 평생을 좁은 독방에서 혼자 살아야 하는 '케이지 사육'을 거치면서 온갖 스트레스에 노출된 동물성 단백질들을 저렴하게 많이 섭취하고 있는 것이다.

케이지에서 사육된 동물들은 독방과 시멘트 바닥에서 씨앗 위주의 사료를 먹고 자라기 때문에 면역력이 많이 떨어져서 각종 질병에 걸리기 쉬워 항생제 남용이 시작되었다. 그리고 가을과 겨울철이 되면 닭과 오리가 걸리는 조류인플루엔자와 소, 돼지 등이 걸리는 구제역에 대한 두려움이 축산 농가를 덮치는데 조류인플루엔자와 구제역도 동물들의 면역력이 떨어져서 추운 날씨에 발생하는 면역성 질환이다.

아울러 넓은 들에서 마음대로 뛰놀면서 주로 풀을 먹어야 하는데 좁은 울타리 안에 갇혀 있는 상태에서 풀이 아니라 씨앗 위주의 사료를 먹어서 성장하기 때문에 오메가3 지방산이 부족해지는 등 영양학적으로도 균형이 깨진 상태의 고기가 되는 것이다. 아울러 수많은 소, 돼지, 닭들을 사육하기 위한 사료를 만들기 위하여 아마존 강의 밀림 지역이 훼손되고 있는데 동물들의 사료생산지로 변하면서 지구 온난화와 같은 지구환경 문제가 더 심각하게 되었다. 소, 돼지 등이 내뿜는 트림, 방귀에 포함된 메탄가스로 말미암은 지구 온난화도 무시할 수 없을 정도가 되었다. 사육되는 동물들에게 제공하는 사료 때문에 앞으로 사람들의 식량공급도 위협을 받을 수 있을 정도로 되는 중이다.

요즘 사람들은 일반적으로 고기를 많이 섭취하는 편이고 또 고기를 섭취하여야지만 잘 먹었다고 생각을 한다. 요즘 초·중·고·대학생들이 야외 실습을 가거나 단체로 식사할 때, 가장 큰 고민이 고기를 좋아하고 채소를 싫어한다는 것이다. 매일 식탁에서 아이들과의 전쟁을 치르고 있는 주부들의 고민도 해결할 방법이 없고, 모든 학교에서 단체급식을 담당하고 있는 영양사의 고민도 해결할 방법이 없을 정도로 고기에 대한 선호도는 심각하다. 대학교 및 직장에서 회식을 한다면 인기순위 1번이 고기라고 할 정도로 사회 전반적인 경향이다. 동물성 단백질에 대한 육식을 너무 많이 한다는 것이 심각하다. 육식하는 경향이 증가하면서 대장암이 증가하는 것은 이미 알려진 사실이다.

대량생산을 통하여 비윤리적으로 사육된 저렴한 고기가 우리 식탁과 문화를 점령하면서 인류 최대의 위기를 겪는 중이다. 동물답게 살 수 있는 환경에서 공급된 육류를 인증하는 제도인 "동물복지인증제도"가 전 세계적으로 시도되고 있다. 대량사육을 하지 못하게 되면 가격이 비싸진다고 걱정하는 사람들이 많은데 가격이 비싸져서 자연스럽게 섭취하는 양이 줄어드는 것도 좋은 방법이다. 현재는 너무 많이 먹어서 문제가 되고 있기 때문에 영양학적으로 각종 영양성분이 골고루 포함되어 있는 질 좋은 비싼 고기를 조금씩 먹는 것이 가장 좋은 방법이다. 건강을 위하여 단순히 채식을 하는 사람이 아니라 동물들의 윤리적인 문제와 더불어 지구를 보호하자는 의식이 겹쳐져서 채식주의를 시도하는 사람들이 증가하고 있다. 그런데 채식을 하는 경우 제대로 올바른 방법으로 하지 않으면 비타민 B12 결핍 때문에 건강이 더 나빠지는 예도 있으니 조심하여야 한다. 현재의 식습관에서 육식은 줄이고 채식은 증가하도록 노력하여야 한다. 육식과 채식도

균형 있는 다음과 같은 방법으로 식사하는 것이 좋다.

- 동물도 동물답게 방목하여 풀을 많이 먹고 자란 동물의 고기를 섭취한다.
- 전체 식사량의 12.5% 이하로 단백질을 섭취하는데, 콩, 잡곡류에 많이 포함된 식물성 단백질도 함께 섭취하는 것이 좋다. 따라서 식물성 단백질을 섭취하는 양만큼, 동물성 단백질 섭취량을 줄여서, 전체가 12.5% 이하가 되도록 한다.
- 질 좋은 고기를 소량 섭취할 때도 항산화 성분인 비타민C와 식이섬유가 풍부하게 포함되어 있는 각종 채소를 함께 섭취한다. 식이섬유와 비타민C는 동물성 단백질이 소화되는 과정에서 발생하는 독극물을 중화하고 체내에서 머무는 시간을 단축하는 효능을 가지고 있기에 고기를 먹을 때는 필수로 함께 먹어야 한다.

색깔을 먹자

지구에 몇 종류의 식물과 몇 마리의 동물이 생존하는지 정확히 파악하고 있는 사람은 없다. 그만큼 헤아릴 수 없을 정도로 많은 종류의 식물과 동물들이 존재하고 식물들은 제각각 아름다운 색깔을 가지고 있다. 식물들의 아름다운 색깔 속에는 자연의 오묘한 진리가 숨겨져 있다. 그 뿐이 아니다. 사람들이 책을 읽다가 중요한 구절이 나오면 붉은색 볼펜 또는 형광펜으로 밑줄을 긋는다. 매우 중요하기 때문에 잊어버리지 않으려고 색깔 있는 펜으로 표시하는 것이다. 이처럼 색은 우리의 삶에 중요도와 역할을 표시하는 신호와 같은 역할을 한다.

토마토의 색깔이 왜 붉은색일까? 포도의 색깔이 왜 그렇게 짙은 보라색일까? 호박은 왜 그렇게 아름다운 주황색이며 수박의 색깔은 왜 그렇게 눈이 부실 정도로 붉은색일까? 이런 모든 질문에 대한 답은 색깔 있는 모든 식물이 우리에게 매우 중요하다는 것이다. 눈에 잘 띄지 않는 희멀건한 색깔을 가진 식물이 되면 사람들이 중요하게 생각하지 않아서 먹지 않을 것 같아 걱정되어 자연이 우리에게 강조 또 강조하기 위해 현란한 색깔을 가지고 있는 것이다.

색깔을 띠고 있는 이러한 기능성 물질들을 피토케미컬(Phytochemical)이라 하는데, 강렬한 자외선으로부터 스스로 보호하기 위해 생성되기도 하고, 병충해로부터 스스로 보호하기 위해서도 생성되는 물질이다. 이러한 물질들은 각각 강력한 생리학적 기능성을 가지고 있는 것이 특징이며, 강력한 항산화 작용(antioxidant)을 하는 기능성 물질이다. 피토케미컬(phychemical)은 식물이라는 의미가 있는 영어 피토(phyto)와 화학물질을 의미하는 케미컬(chemical)의 합성어로서 식물에 존재하는 모든 종류의 화학물질을 대표하는 용어이다. 이러한 피토케미컬들이 가진 항산화 능력 및 다양한 기능성 때문에 많은 연구가 진행되었다.

각종 과일과 채소에는 폴리페놀류의 플라보노이드(Flavonoid)가 많이 포함되어 있다. 포도 등에서 짙은 보라색을 나타내는 안토시아닌, 양파의 쿼세틴, 녹차에 함유된 카테킨, 콩에 있는 이소플라본, 메밀에 포함된 루틴, 카레의 주성분인 쿠르쿠민, 생강에 많이 포함되어 있는 시네올, 그리고 미역 등에 있는 푸코잔틴 등이 대표적인 플라보노이드 계통의 피토케미컬이다. 그리고 노랑, 주황, 분홍색을 나타내는 카로티노이드(Carotenoid)는 녹황색 채소에 많이 포함되어 있는데, 당근, 브로콜리에 많이 들어있는 베타카로틴, 옥수수에 있는 루테인, 토마토 및 수박에 많이 포함되어 있는 리코펜, 그리고 붉은 고추에 있는 캡사이신 등이 해당된다. 또한 마늘과 양파에는 황화합물의 일종인 알리신 등이 있으며, 흰색의 양배추류, 마늘류, 버섯류, 검은색의 콩류·곡물류에도 다양한 종류의 피토케미컬이 포함되어 있다.

인간들이 먹지 않을까 걱정해 사람들의 눈에 확실하게 보일 수 있도록 식물들에게 색깔을 줬다는 사실을 기억해야 한다. 즉, 채소와 과일이 붉은색, 푸른색, 노란색, 보라색, 검은색, 초록색, 주황색 등의 다양한 색깔을 가지는 것은 "꼭 먹어야 한다."는 것을 강조한다는 사실 또한 명심해야 한다. 그런데 현대인의 식습관은 색깔 있는 채소와 과일로부터 점점 멀어지고 동물성 육식을 선호하고 있는데, 자연이 우리에게 준 자연의 법칙에서 벗어나고 있는 것이다. 동물성 육식을 하게 되면 인체 내에 상대적으로 많은 산성 물질이 생성되기 때문에, 동물성 육식을 섭취할 때는 항산화 물질이 풍부한 색깔 있는 채소와 과일을 함께 섭취해야 한다.

진정으로 행복해지려면 자연인이 되어야 한다는 말을 많이들 한다.

하지만 '자연인'의 진짜 의미에 대해서 정확히 알기는 힘들다. 자연인이라고 하면 사람들은 오해해서 직장을 그만두고 시골에 들어가서 사는 것을 자연인이라고 알고 있는데, 그렇지 않다. 시골에 살든, 도시에 살든, 아파트에 살든, 단독주택에 살든 지에 관계없이 자연의 법칙에 순종하는 삶을 사는 것이 자연인이다. 인간의 궁극적인 행복은 많이 가지거나, 또는 사회적으로 성공하는 것이 아니라, 자연의 법칙에 얼마나 순종하면서 사느냐에 따라 결정된다. 색깔을 먹자.

항산화지수
(Oxygen Radical Absorbance Capacity, ORAC)

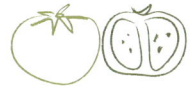

암, 심장질환, 알츠하이머(치매), 파킨슨 등과 같은 질환과 이밖에 나이에 따른 노쇠현상은 우리 몸에서 생성되는 활성산소가 세포를 공격하여 생기는 현상이다. 즉, 다양한 종류의 활성산소들이 단백질, 지질, 그리고 DNA 같은 유전자를 공격하여 산화시켜 이상세포를 형성한다는 것이다. 아울러 최근 임상연구 결과에 의하면 흰머리가 발생하는 원인은 과다하게 생성된 과산화수소와 같은 활성산소가 머리카락을 탈색한다고 보고되고 있다. 우리 인체에는 활성산소를 중화시키는 자체 중화시스템이 있으나 100% 효과적이지는 않다.

과일, 채소, 그리고 견과류에 포함된 특정 성분들은 이러한 활성산소를 중화시킬 수 있는 항산화 물질로 증명되었다. 예를 들면 채소와 과일에 포함된 비타민C, 비타민E, 그리고 토코페롤, 셀레늄(Se) 등은 항산화 능력이 있다. 미국 농무부(USDA)에서 각종 다양한 종류의 채소, 과일, 견과류 등에 포함된 항산화 물질의 항산화지수를 평가하여 도표로 작성했다. 이러한 항산화 능력을 항산화지수(Oxygen Radical Absorbance Capacity, ORAC)로 명명하였으며 일반적으로 umol TE/100g 단위로 표기한다. umol TE/100g이라는 단위는 시료 100g에 포함된 항산화 물질의 농도를 TE(트로록스 당량, Trolox Equivalent)농도로 비교표시 하였는데 트로록스(Trolox)는 비타민E와 비슷한 특성이 있는 화합물이다.

결론적으로 정리하면 umol TE/100g 숫자가 크면 클수록 항산화 능력이 많다는 것을 의미한다. 항산화지수가 높은 채소와 과일을 섭취하는 것이 체내에 생성된 활성산소를 중화시키는 가장 효과적이며 자연스러운 방법이다. 일반적으로 음식을 통하여 생성되는 활성산소를 100% 제거하려면 일일권장 섭취량이 3,000~5,000 ORAC를 섭취하여야 하는 데, 평균 1,000~1,500 ORAC를 섭취하고 있어서 활성산소가 완전히 제거되지 않아서 건강에 해롭다. 매일 섭취하는 먹거리에서 생성되는 활성산소보다 정신적으로 받는 스트레스에 의하여 발생하는 활성산소의 농도는 비교되지 않을 정도로 높다. 따라서 더 많은 양의 ORAC를 섭취하여야 한다.

그러나 아무리 좋은 항산화 물질이 포함된 과일, 채소도 너무 많이 먹으면 문제가 발생한다는 사실 역시 간과해선 안된다. 요즘 일반적으로 채소, 과일을 주스기로 즙을 짜서 먹는 방법을 많이 사용하고 있는데 너무 많은 양의 채소, 과일 주스도 인체에 해롭다는 사실을 인식하여야 한다. 주스기로 즙을 짜서 섭취할 때도 한 가지 종류가 아닌 다양한 종류의 채소와 과일을 혼합하여 약 250ml 정도 섭취하는 것을 추천한다. 일반적으로 당근 주스를 좋아하는 사람들은 당근 4~5개를 주스기로 즙을 내어 섭취하는데, 오히려 몸에 나쁜 영향을 줄 수 있다. 당근에는 주황색을 나타내는 베타카로틴이라는 항산화 물질이 많이 포함되어 있는데 지용성이라 한꺼번에 너무 많은 양을 섭취하면 제대로 흡수도 되지 않을 뿐 아니라 과잉의 지용성 베타카로틴은 오히려 인체에 해롭다. 당근(뿌리), 양배추(잎), 토마토(열매 채소), 사과(열매 과일) 등과 같이 골고루 혼합한 전체식으로 1컵(약 250ml)을 만들어서 섭취하는 것이 가장 좋은 방법이다.

마찬가지로 아내들이 남편의 전립선 건강을 위해 토마토 4~5개를 분쇄 또는 주스를 만들고 있지만, 이는 매우 효과가 없는 방법으로 오히려 몸에 좋지 않다. 토마토의 붉은색을 나타내는 항산화 물질은 리코펜으로 당근에 포함된 베타카로틴과 같이 지용성으로 소화흡수가 잘 안 된다. 이런 경우 삶거나 올리브유, 견과류 등과 함께 섭취하게 되면 지용성 항산화 물질의 흡수가 매우 좋아지게 된다. 그래서 당근, 토마토 등을 섭취할 때 가장 좋은 방법은 견과류와 함께 입으로 씹어서 먹을 수 있을 만큼 먹는 것이다. 즉 입으로 씹어서 먹다 보면 더는 먹고 싶지 않을 때를 느끼게 되는데 이때가 인체에 가장 적당한 양이 섭취되었음을 우리 몸 스스로가 알려 주는 것이다.

스트레스를 이렇게 풀어라 Ⅰ
(색깔 있는 먹거리)

과유불급(過猶不及). 이 사자성어만 기억하면 세상 살면서 실수 할 일이 참 많이 줄어든다. 뿐만 아니라 우리 인체에도 이 사자성어가 주는 의미가 크다.

'활성산소'는 매일 먹는 먹거리가 소화되면서 자연적으로 발생하거나 스트레스를 받을 때 생성된다. 먹거리가 소화되면서 생성되는 소량의 활성산소들은 외부에서 병원균이 침입하였을 때 방어라는 중요한 역할을 하는 인체에 좋은 물질들이다. 그러나 너무 많은 먹거리를 먹게 되면 생성되는 활성산소가 많아져서 오히려 문제가 발생하기 때문에 식사량이 너무 많은 것은 좋지 않다.

스트레스를 많이 받은 사람들이 병원에 가서 스트레스 검사를 하게 되면 혈액에 포함된 활성산소 농도를 측정하게 된다. 활성산소에는 여러 가지 종류가 있는데, 그중에서도 특히 혈액에 포함된 과산화수소 농도를 측정하게 된다. 일반적으로 과산화수소는 가정에서 가정상비약으로 갖춰 놓는 소독약으로 물과 같은데 상처에 바르면 거품이 많이 발생하는 소독약이다. 음식 소화과정 및 스트레스 등에 의하여 생성된 활성산소는 혈액과 함께 혈관을 통하여 인체를 순환하면서 나쁜 영향을 미치게 된다. 각종 다양한 만성질환의 원인을 제공하며 심지어는 암을 유발하는 원인이 되기도 한다.

2013년 현재 한국사회는 가난에서 벗어나고자 열심히 노력하여 세계역사에서 찾아볼 수 없을 정도로 고도성장을 하였다. 전 세계 모든 나라가 한국의 고속 경제발전을 시범사례로 삼아 한국을 닮아 가려고 노력하고 있다. 한국은 고속 경제발전을 하면서 과거보다는 양적으로 훨씬 부유하게 되었지만, 반대급부로 치러야 하는 대가는 예상 외로 크고 많다. 세계에서 가장 잘사는 나라 34개국의 OECD 나라에서 성인 자살률이 1위가 될 정도로 사회적으로 정신적인 압박과 스트레스가 많다는 사실이다. 그래서 건강 서적으로 가장 인기 있는 주제가 '웰빙'에서 '힐링'으로 바뀌고 있다. 나이와 관계없이 스트레스가 꽉 차있는 한국인들의 여러 가지 질병 통계가 점점 나빠지고 있다는 기사를 접하는 것은 이제 더이상 어려운 일이 아니다.

스트레스를 어떻게 풀 것인가! 요즘 사람들의 관심 대부분이 그곳에 있다해도 과언이 아니다. 하지만 수많은 방법 중 제대로 스트레스를 푸는 방법이 많지 않은 것 역시 현실이다.

일반적으로 스트레스를 푸는 방법으로 먹거리, 수다, 친구 만나기, 운동, 휴식, 여행, 잠, 술, 음악 그리고 종교인들은 기도, 명상 등 다양한 방법으로 스트레스를 풀고 있다. 그러나 이런 방법들은 효과적이지 않고 단지 느끼는 기분으로 스트레스를 풀었다고 착각하는 것이다. 아침에 출근하여 직장 상사로부터 꾸지람을 받아서 스트레스를 받게 되면 스트레스를 받은 사람의 혈액 내에 '과산화수소'라는 활성산소가 즉각 형성되어 혈액과 함께 전신을 돌아다니면서 인체에 심각한 피해를 주게 된다. 그런데 사람들은 퇴근 후에 운동을 하거나 주말에 하게 되면 운동을 해서 스트레스를 풀었다고 생각하는데, 실제로 내 몸에서는 운동하러 가기 전까지 '과산화수소(활성산소)'가 인체 내에 돌아다니면서 나쁜 짓은 이미 하였다. 이미 몸은 피해를 입었는데 스트레스를 풀었다고 오해 및 착각을 하고 있는 것이다.

스트레스를 푸는 방법으로는 여러 가지가 있지만 가장 빠르고 효과적인 방법은 색깔 있는 음식을 섭취하여 빨리 혈액 속으로 '항산화 물질'을 공급하는 것이다. 색깔 있는 음식을 섭취하여 약 2시간 후에 '항산화 물질'을 혈액에 공급하여 '활성산소'를 빨리 중화시켜야 한다. 가끔 부부싸움을 하는데, 부부싸움을 하게 되면 남편과 아내의 혈액 속에는 '활성산소'가 생성된다. 부부가 살다 보면 여러 가지 문제 때문에 본의 아니게 부부싸움을 하는 경우가 많다. 그러나 앞으로는 부부싸움을 할 때 조금 냉정해질 필요가 있겠다. 즉, 부부싸움을 하게 되면 남편과 아내의 몸에 활성산소가 만들어지는데 부부싸움 때문에 생긴 활성산소를 그대로 내버려두면 건강이 나빠지기 때문에 빨리 중화시키는 것이 좋다. 부부싸움을 하더라도 서로를 위해 싸움이 끝나자마자 사과 같은 색깔 있는 과일이나 채소를 서로 나누어 먹는 것이다. 그러면 색깔 있는 과일과 채소에 포함된 항산화 물질이 2시간 후에 혈액으로 들어가서 활성산소를 중화시키게 된다.

오늘부터 부부 싸움 후에는 반드시 색깔 있는 채소와 과일을 나누어 섭취하는 것을 강력히 추천한다. 하지만 사실 더 좋은 방법은 부부싸움 하기 2시간 전에 색깔 있는 채소와 과일을 미리 섭취하는 것이다. 그러면 항산화 물질이 미리 혈액에 포함되어 있어서 부부싸움을 해서 생성되는 활성산소가 즉시 중화되기 때문이다.

미국암협회에서는 "5 A Day"라는 캠페인을 통하여 하루에 5가지 색깔의 채소와 과일을 매일 섭취하면 절대로 암에 걸리지 않는다는 사실을 알리며 색깔 있는 채소와 과일을 균형 있게 섭취하는 중요성을 강조하고 있다. 한국에서 스트레스를 받고 있는 모든 사람이 가장 자연스러운 방법으로 스트레스를 없앤다면 지금보다는 훨씬 더 건강한 사회를 이루어 갈 수 있을 것이다. 색깔 있는 채소와 과일 중에는 과당이 많이 포함되어 단맛이 있는 채소와 과일만을 섭취하면 문제가 있기 때문에 골고루 섭취하여야 한다.

스트레스는 색깔 있는 채소와 과일로 해결하자!

스트레스를 이렇게 풀어라 II
(순간순간 즐겨라!)

스트레스는 만병의 원인이다. 특히 우리나라는 어린아이부터 어른까지 각자 맡은 바 사명을 다하기 위해 받는 스트레스가 심각할 정도이고, 암을 포함한 각종 질환 발병률이 급증하는 가장 큰 이유이다. 스트레스를 받게 되면 체내에 활성산소 종류 중 과산화수소가 많이 생성되어 체내 세포를 공격하여 각종 질환의 원인이 된다. 그래서 우리나라는 기대수명이 80세인데, 80세까지 살았을 때 성인 3명당 1명이 암에 걸린다는 질병 발병률을 가지고 있다. 될 수 있으면 스트레스를 받지 않도록 노력해야 한다고 이야기하는데 그러면 모든 것을 포기하고 시골에 들어가서 살면 스트레스를 받지 않을까? 하지만, 시골에서 사는 사람들도 형태는 다르지만 크고 작은 스트레스를 받는다.

즉, 현대인이 스트레스를 완전히 피하는 방법은 없다.

스트레스를 받아서 생성된 '과산화수소(활성산소)'를 중화하려면 항산화 물질이 많이 포함된 색깔 있는 채소와 과일을 섭취하면 되는데 하루 종일 스트레스를 받았다고 온종일 색깔 있는 과일과 채소만 계속 먹고 있을 수는 없지 않은가? 이때는 부교감신경이 작동하도록 하여야 한다. 인체에는 자율신경이 존재하는데 자율신경은 뇌의 명령을 받지 않고 스스로 움직이는 인체 기관들을 작동하는데 사용되며 주로 심장, 위, 창자와 같은 장기에 해당한다. 즉 먹거리가 위에 들어오게 되면 뇌가 위에게 "움직여라."라고 명령을 내려서 위가 움직이는 것이 아니고 위가 자율적으로 움직이게 된다는 것이다.

자율신경에는 교감신경과 부교감신경이 있다. 우리가 운동하면 세포에 필요한 산소를 빨리 공급하기 위하여 스스로 심장의 박동수를 증가시키기 위해 교감신경이 작동하게 된다. 교감신경이 작동하게 되면 심장박동수가 증가하고, 긴장되고 땀이 나고, 흥분하고, 가슴이 두근거리는 등과 같은 긴장상태가 되는 것이다. 그런데 교감신경이 작동하는 동안에는 우선순위 첫 번째가 긴장상태가 되는 것이기 때문에, 면역기능과 같은 다른 생리학적 기능들이 저하된다. 특히 NK세포(Natural Killer cell)과 같은 면역세포 활동이 현저하게 저하된다는 사실이 발견되었다. 따라서 교감신경이 너무 오랫동안 작동하는 것은 건강에 해로워 스트레스를 오랫동안 받아서 장기간 긴장상태가 지속되면 건강을 해치게 되는 것이다.

어느 정도 시간이 지나 교감신경이 필요 없게 되면 긴장에서 이완으로 바뀌면서 부교감신경이 작동한다. 부교감신경이 작동하면 평안해지면서 모든 기관이 정상으로 회복되기 시작한다. 특히 교감신경이 작동하면서 위축되었던 NK세포와 같은 면역기능들이 회복이 되는 것이다. 그런데 부교감신경이 너무 오랫동안 지속되면 우울증과 같은 질환이 발생하기 때문에 적당한 정도의 강도로 교감신경과 부교감신경이 서로 교차하면서 작동하도록 하여야 한다. 즉, 적당한 정도의 긴장, 스트레스와 적절한 방법의 부교감신경이 서로 순환 교차하는 삶의 습관을 찾아야 한다.

직장, 가정 등에서 계속 스트레스를 받는 상황이 된다면 순간순간에 부교감신경이 작동하도록 하여 교감신경 작동으로 저하되었던 면역기능을 원래대로 회복해 주어야 한다. 예를 들면, 어느 날 직장에 출근하여 사무실에서 오전 내내 엄청난 스트레스를 받는 일이 발생하였다고 가정하자. 이런 경우, 사무실에서 잠깐 나와 화장실을 갔다 오면서 복도에 서서 창문을 통해 푸른 하늘을 바라보면서 5년 뒤에 성공한 자기 자신의 모습을 상상하며 행복에 잠기는 시간을 만들어야 한다. 혼자서 상상하면서 입가에 미소를 지으며 혼자 히죽거리며 즐기면 되는 것이다. 이때 바로 부교감신경이 작동하면서 오전 내내 작동되었던 교감신경으로 위축된 면역기능이 원래대로 회복되는 것이다.

부교감신경이 작동되는 시간이 1시간일 필요가 없고 10분일 필요도 없다. 1분 아니라 10초라도 좋은 것이다. 그렇다. 순간순간 부교감신경이 작동하는 짧은 시간의 여유를 찾아서 즐기는 방법을 스스로 개발해야 한다. 스트레스를 주는 환경을 탓할 필요가 없이 주어지는 스트레스 때문인 피해를 방지할 수 있는 가장 자연적이며 효과적인 방법을 사용할 수 있어야 한다.

점심시간을 급히 사무실로 돌아가 일하기 위해 위에 음식을 빨리 채워 넣는 교감신경이 작동하는 시간으로 만들지 말고, 식사시간이 짧지만 미리 음악도 준비하고, 즐겁게 대화하면서 식사할 수 있는 여유를 가지는 것이 부교감신경이 작동되어 면역을 강화시키는 방법이다. 그렇게 되면 오전 내내 스트레스로 저하되었던 면역체계를 점심시간을 통하여 완전히 회복하는 시간이 된다.

태초먹거리 학교에 참석하여 강의를 들었던 많은 사람을 일일이 기억할 수가 없다. 그래서 앞으로 저자와 만났을 때는 먼저 히죽 웃으면서 인사를 청하면 태초먹거리 참석자라고 제가 알아차릴 수 있을 것이다. 서로 만나면 함께 히죽 웃는 태초먹거리 참석자가 되자. 그리고 모든 사람이 순간의 여유를 찾아 즐기는 히죽거리는 사람이 될 때 건강한 사회가 이루어질 것이다.

하루에 몇 번을 히죽거리면 좋을까? 가끔 실없어 보일지라도 기회가 되는 대로 히죽거리며 수시로 웃는 것! 그것이야말로 값없이 얻는 건강의 첫 걸음인 셈이다.

지금 이 글을 읽는 여러분! 히죽 한번 웃어 보세요.

균형식이 내가 살 길이다.

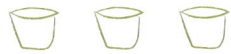

우리는 눈을 통해 세상 모든 것을 본다. 하지만 아이러니 하게도 눈으로 보는 것 때문에 정작 더 중요한 것을 보지 못하는 경우가 많다. 보이는 것과 보이지 않는 것. 어느 것에 더 중심을 둬야 할까? 현대 음식의 특징이 상업적인 목적에 의하여 먹음직, 보암직하다는 것이고 일반적으로 먹음직, 보암직한 음식은 사람들에게 해로운 것이 더 많다. 보암직하게 보이기 위해 색소와 같은 식품첨가물을 사용하고 먹음직스럽게 하려고 혀를 자극하는 각종 다양한 식품첨가물이 사용되고 있다.

화학비료, 농약을 사용하여 생산된 농산물들은 일반적으로 자연농업으로 생산된 농산물들에 비하여 먹음직, 보암직하다. 예를 들면 하우스에서 경작한 시금치는 노지에서 햇볕을 받으면서 생산된 시금치에 비해 훨씬 더 먹음직, 보암직하다. 현대인의 생활특징은 모든 것이 빨라지고 편리해지고 있다는 것이다. 특히 음식은 조리하는 시간도 짧아지고, 더구나 식사시간도 매우 짧아지는 식단으로 변하고 있다. 아울러 짧은 시간에 요리하면서 사람들의 입맛을 끌어당기기 위하여 주로 먹음직하고 보암직한 음식으로 변하고 있는데, 사람들의 입맛을 자극하기 위해서는 고지방과 고열량 음식이 되어야 하고, 아울러 설탕과 소금 사용량이 증가하고 있다. 이렇게 생산된 농산물들의 특징이 영양소, 비타민, 그리고 미네랄 등의 균형이 깨져 있다는 것이다. 영양학적으로 불균형한 농산물을 섭취하는 사람들이 과거와는 달리 영양 불균형에 의해 많은 질병이 발생하고 있다. 과거에는 영양 부족 또는 전염병으로 질병이 많이 발생했지만, 요즘은 영양 과잉 또는 영양 불균형으로 많은 질병이 발생하고 있다.

인체의 생리학적, 영양학적 균형이 깨지게 되면 건강에 적신호가 오게 된다. 그러나 건강이 나쁜 사람은 현재 어떤 영양성분이 부족한지 아니면 과잉인지 정확하게 아는 방법이 없다. 따라서 어떤 영양성분이 부족한지를 모르기 때문에, 균형식을 섭취함으로써 부족하거나 과잉의 영양학적 불균형을 고칠 수 있다.

건강을 회복하고 유지할 수 있는 균형식은 다음과 같다.

첫 번째로 좋은 단백질, 좋은 탄수화물, 좋은 지방을 균형 있게 섭취한다. 일반적으로 탄수화물을 50~70%, 단백질을 10~15% 나머지를 지방으로 섭취하는 것이 좋다.

좋은 단백질이란 포화지방이 적게 포함된 단백질을 의미하는데, 동물성 고기에 함유된 포화지방에는 여러 종류의 오염물질(지용성 항생제 및 잔류농약 등)이 존재하기 때문이다. 암환우들은 붉은색 고기를 섭취하는 대신에 생선류(말린 굴비, 대구, 명태 등)를 섭취하는 것이 좋다. 사육하는 과정에서 주입하는 각종 유해 물질(항생제, 성장촉진제, 농약 등) 때문에 가급적 동물성 단백질을 피하고 식물성 단백질을 섭취해야 한다.

좋은 탄수화물이란 백미가 아닌 전체식 현미를 의미하며, 현미식을 할 때는 꼭꼭 씹어 충분히 소화될 수 있도록 해야 한다. 그리고 흰 밀가루 대신에 통밀가루를 섭취해야 하는데, 현미와 마찬가지로 오랫동안 씹어서 먹어야 한다. 태초먹거리 학교에서 소화하기 쉬운 태초현미식을 만드는 방법이 소개되어 있다.

포화지방보다는 좋은 지방인 불포화지방을 섭취하도록 해야 한다. 포화지방은 우리 몸에 들어와 고체가 되는 지방으로 주로 동물성 지방을 의미한다. 불포화지방은 우리 몸에 들어와 고체가 되지 않는 지방인데, 주로 생선의 지방이나 식물성 지방을 의미한다. 그리고 오메가3와 오메가6는 인체에 반드시 필요한 지방인데, 한국 사람들은 평균적으로 오메가6 섭취량이 훨씬 많아서 불균형이 된다. 오메가6는 주로 참기름, 콩기름의 주성분이고 오메가3는 들깨, 아마 씨에 가장 많이 함유되어 있다. 따라서 들깨를 음식에 많이 포함하여 오메가3 섭취량을 증가시켜야 한다. 들깨는 볶거나 가루로 만들거나 기름으로 만들게 되면 공기 중의 산소와 접촉하여 산화 지질을 형성하기 때문에 가급적 통 들깨를 그대로 섭취하는 것이 좋다. 들깨가루 또는 들기름은 최대한 보관 기간을 짧게 하는 것이 좋다.

두 번째로 미네랄, 비타민, 그리고 식이섬유가 풍부하게 포함된 채소와 과일을 충분히 섭취해야 한다. 미국 암협회의 "5 A DAY"와 같이 하루에 5가지 색깔의 채소와 과일을 섭취하여 균형 있는 영양 상태를 유지해야 한다. 하루에 한 번 정해진 시간에 배변 활동을 하지 못하면 식이섬유 섭취량이 부족하다는 증거이다. 최소한 하루에 한 번 이상 채소, 과일, 견과류를 충분히 섭취한다면 종합비타민을 추가로 섭취할 필요가 없다.

세 번째는 면역세포의 60~70%가 존재하는 장내 활동을 최적화하기 위하여 유익균이 많이 포함된 청국장, 김치, 유산균 음료 등을 정기적으로 섭취해야 한다. 상업적으로 판매되는 유산균 음료는 설탕 또는 액상과당 성분이 과다하게 포함되어 있기 때문에 직접 집에서 만들어 섭취하는 것이 좋다. 청국장은 끓이는 것보다는 끈적끈적한 실이 살아있는 청국장을 섭취하는 것이 좋다. 유방암 환우들은 콩에 포함된 이소플라빈을 과다 섭취하는 것이 좋지 않을 수 있기 때문에, 하루에 한두 숟갈 정도 생 청국장을 섭취하는 것이 좋다. 그리고 요오드가 포함된 김, 미역, 다시마 등도 소량 매일 섭취하는 것이 좋은데, 주로 국, 찌개류를 만들 때 넣어서 섭취하는 것이 좋다.

한두 가지 특별한 음식으로 모든 문제가 해결된다고 믿는 사람들이 의외로 많은데, 우리 몸에서 무엇이 필요한지를 온전히 알기는 불가능하다. 그렇기 때문에 한두 가지 음식에 몰두 하는 일은 참 위험한 일이다. 무엇이든 균형과 조화가 가장 중요하며 먹는 것은 더더욱 그렇다는 사실을 기억하자. 개인별로 특별히 좋아하는 한두 가지 종류의 음식 또는 반찬만으로 식사를 했던 사람들은 오늘부터 모든 종류의 착한 먹거리를 골고루 조금씩 섭취하여 균형 있는 식사를 하도록 해야 한다.

단순한 삶

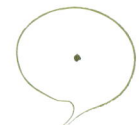

세상이 참 복잡하다. 아침부터 늦은 밤까지 무엇 하나 간단하고 단순한 것이 없다. 내가 아주 어렸을 때, 친구들과 모여 팽이 돌리기, 자치기 하며 놀았던 고향 골목길은 사람들로 북적였지만 아주 단순했다. 그런데 몇 년 전 고향 골목길을 방문해보니 자동차도 많고, 집도 많고, 오가는 사람도 많은 복잡한 거리로 바뀌어 있었다. 모든 환경이 복잡해지고 있는 것이다.

과학의 원리 중에 '엔트로피'라는 개념이 있는데, 엔트로피는 '무질서를 나타내는 척도'를 의미한다. 과학의 법칙 중에 "모든 자발적으로 일어나는 반응은 엔트로피가 증가하는 방향으로 진행 한다."는 법칙이 있다. 즉, 모든 자연적인 현상은 무질서해지는 방향으로 일어난다는 것이다. 잉크를 물에 넣으면 잉크가 퍼져가면서 무질서해지고, 콩을 바닥에 떨어뜨리면 콩들이 바닥 이곳저곳으로 흩어져 무질서가 증가하는 방향으로 콩은 흩어진다.

우리가 마시는 물에는 미네랄이 포함되어 있지만, 환경오염으로 중금속 등 유해 물질이 포함되면서 무질서도가 증가하는 것도 자연적인 현상이다. 그러나 중금속과 같은 유해 물질이 포함된 물을 그대로 마시면 건강이 나빠져 유해 물질을 제거하기 위해 정수기를 사용한다. 필요에 따라서는 엔트로피가 감소하는 방향도 필요하다는 것이다.

유치원생 및 초등학교 학생들은 그림, 피아노, 주산, 태권도, 선행학습 등으로 아침부터 밤늦게까지 무척 바쁜 생활을 하고 있다. 중·고등학교 학생들은 인생 최대의 목표인 대학입학을 위한 수능을 준비하기 위해 상상을 초월할 정도로 열심히 외우는 암기공부를 하느라 무척이나 바쁘다. 토요일, 일요일도 마음껏 쉬지 못할 정도로 바쁘다. 이런 자식들을 돌보기 위해 엄마는 대한민국에서 가장 바쁜 사람이다. 학원을 갈 때도 자동차로 모시고 가고, 아이들의 영양을 돌보느라 이것저것 요리도 하고, 틈틈이 개인적인 취미활동을 조금씩 즐기기도 하느라 무척이나 바쁘다. 그리고 가장인 아버지는 가족을 부양하기 위해 밤낮으로 돈벌이에 몰두하느라 역시 무척이나 바쁘다.

그렇다보니 식사시간 역시 점점 더 빨라지고 있다. 패스트푸드가 인기가 많은 이유도 빨리 먹을 수 있다는 점이다. 그리고 음식을 거의 씹지 않고 빨리 삼킨다. 무언가 빨리 해결하려고 입에서 씹는 것이 아니라 위에다 무조건 채워 넣고 본다. 과거 30~40년 전만 해도 보릿고개가 있을 때에는 기회가 있을 때 무조건 채워야 하였다. 무언가 배가 든든해야지만 살 것 같은 그런 문화적인 바탕도 있었다. 그런데 세상 삶이 바빠지면서 밥 먹을 시간조차 없을 정도로 돈 버는 시간을 모두 보내고 있다. 먹기 위해서 돈을 버는데, 지금은 안 먹고 벌려고 하기 때문에 우리 인체의 구조와 생리학적 기능을 바꾸기 시작하는 동기가 되었다.

그래서 이렇게 빠르고 복잡한 삶을 사는 사람들은 뜻밖에 소중한 것들을 많이 놓칠 수 있는데, 그 중 하나가 건강이다. 잃어버린 건강을 원래대로 회복하기 위해서는 복잡한 삶에서 단순한 삶으로 과감하게 변해야 한다. 정신과 육체가 단순한 삶으로 바뀔 때, 체내 면역력도 원래대로 회복할 수 있다. 사람들은 스트레스를 풀기 위해 산이나 바다로 간다. 산과 바다에는 피톤치드와 음이온이 많아서 스트레스를 풀 수도 있지만, 산이나 바다에 가게 되면 머릿속이 단순하게 바뀌면서 스트레스가 풀어지게 되는 것이다.

개인적으로 존경하는 선배님이 한 분 계신데 연세 칠순이 넘어서도 종종 부부싸움을 할 때가 있다고 한다. 그럴 때마다 아내에게 "지금 우리가 싸우고 있는 이 문제 때문에 지구가 돌아가는 데 지장이 있느냐?" 라고 묻고는, "그렇지 않다." 라면 "그럼, 대충 넘어 갑시다."라고 마무리를 지으신다는 것이다. 가끔 치열하게 다툴 일이 있거든 스스로에게 질문해보자. 지금 이 문제 때문에 지구가 돌아가고 우리가 숨을 쉬는데 지장이 있는지를.

복잡한 생각에서 단순한 생각으로 바꾸어야 한다. 복잡한 생활방식에서 단순한 생활방식으로 바꾸어야 한다. 복잡한 인간관계에서 단순한 인간관계로 바꾸어야 한다. 복잡한 요리방법에서 간단한 요리방법으로 바꾸어야 한다.

온종일 바쁘게 지낸 사람들이 밤에 잠자리에 누워 하루 동안 지내온 일을 생각할 때, 보람 있는 하루를 보냈다고 자부심을 느낄 수 있는 사람이 과연 몇 명이나 될 것인가.

너무 많이 걱정하고 염려하는 복잡한 생각에서 단순한 생각으로 돌아가 행복을 찾아야 한다. 걱정과 염려를 쓸데없이 많이 하는 것이 현대인의 특징이다. 어니 젤린스키(Ernie J. Zelinski)는 인간이 가지고 있는 걱정의 40%는 절대 일어나지 않을 일, 30%는 이미 과거에 일어난 일, 22%는 아주 사소한 일, 4%는 절대 바꿀 수 없는 일,

그리고 나머지 4%만이 걱정할 일이라고 했다.

복잡한 생활방식과 인간관계에서 단순한 생활방식과 인간관계로 바꾸어야 한다. 조금 손해를 보더라도 단순한 인간관계를 선택해야 하고, 복잡한 생활방식에서 단순한 생활방식으로 바꾸어 밤 10시가 되면(늦어도 11시 전에는) 잠을 자는 게 좋다. 저녁식사를 마치고 2~3시간 정도가 지나면 위를 비롯한 모든 인체기관들이 휴식을 하게 된다. 소화에 관련된 모든 기관들이 휴식을 할 때, 면역세포들이 더 활발하게 생성되기 시작하고 활동하기 시작한다. 따라서 면역력을 원래대로 회복하려면 무조건 10시 또는 11시 이전에 잠을 자야하는 단순한 생활방식으로 바꾸어야 한다.

먹거리를 요리하는데 너무 많은 시간을 소모하지 않아야 한다. 조리하는 시간이 길어지면 길어질수록 먹거리에 포함되어 있는 모든 영양분들은 변화되기 시작하고, 열을 가하면 가할수록 해로운 화학물질이 형성되기 시작한다. 초등학생들도 함께 참여할 수 있는 간단한 요리방법으로 바꾸어야 한다.

무질서해진 복잡함에서 단순함으로 바꾸는 일.
그것이 진짜 행복을 찾는 첫 걸음이다.

채움과 비움

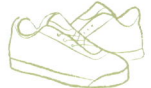

채우는 것도 비우는 것. 단어적 의미로만 본다면 정 반대의 의미일지 모르나 우리의 몸에서는 필연적으로 일어나는 일련의 활동이다. 우선 채우는 것에 대해 살펴보자. 입과 코를 통하여 공기, 물, 먹거리가 사람의 몸속에 채워지고 있다. 공기를 채우기 위해 1분에 12번 숨을 쉬어야 하고, 한 번 숨을 쉴 때, 약 500cc 정도의 공기를 흡입하여, 하루에 약 9,000L의 공기가 체내에 채워지게 된다. 채워진 공기는 폐를 통하여 혈액 속으로 산소를 공급하는 중요한 역할을 하고 있다. 그래서 좋은 공기를 마음껏 마셔야 하는 것이다.

물은 하루에 약 2~3L 정도 입을 통하여 들어와서 몸속에 채워야 하는데, 미네랄이 풍부한 자연의 물로 몸속을 채워야 한다. 좋은 물이 적당하게 채워져야지만, 혈액, 림프액 등과 같이 몸속에서 움직이고 있는 모든 체액이 원활하게 작동할 수 있다. 물이 부족하게 되면 혈액과 림프액의 농도가 진해져 순환이 잘 안 되어 모든 병이 시작되는 것이다. 산소와 영양분을 제대로 세포에 공급할 수도 없고, 외부에서 병원균이 침입하더라도 면역세포가 제대로 움직일 수가 없다. 그리고 체내에서 생성되는 여러 가지 종류의 노폐물도 제대로 제거할 수 없다. 따라서 가장 좋은 물로 적절한 양을 채워야 하는데, 미네랄이 풍부하게 포함된 경수(센물)로 pH가 약알칼리인 물이 가장 좋다.

그리고 모든 주요 영양성분 및 미량 영양성분들이 골고루 균형 있게 포함되어 있는 착하고 순한 먹거리를 적절하게 섭취하여야 한다. NPK(질소, 인, 칼륨) 화학비료로 생산된 먹거리는 눈으로 보기에는 좋지만, 모든 영양성분이 골고루 조화 있게 포함되어 있지 않을 수 있다. 비록 눈으로 보기에는 볼품이 없을지라도 가장 자연스러운 방법으로 생산된 착한 먹거리를 섭취하여야 한다. 그리고 가장 자연스럽고 단순한 방법으로 가공된 먹거리가 바로 착한 먹거리이다.

입과 코를 통하여 공기, 물, 먹거리가 몸속에 채워지면, 이러한 재료들을 사용하여 다양하고 복잡한 경로를 거치면서 에너지를 생성하게 된다. 이것에서부터 비우는 것이 시작되는 것이다. 에너지가 생성되면 노폐물도 형성되는데, 이러한 노폐물도 제대로 몸 밖으로 비워주어야 한다. 몸속에서 생성된 노폐물은 소변, 대변, 땀, 호흡 등을 통하여 몸 밖으로 배출되는데, 제대로 배출되지 않으면 심각한 문제가 발생한다.

소변은 옅은 노란색이 종일 유지되도록 해야 하고, 대변은 변비 없이 하루에 한 번 규칙적으로 3~5분 이내에 화장실에서 해결할 수 있어야 한다. 소변과 대변을 통하여 정상적으로 노폐물이 몸 밖으로 배출되도록 식이섬유가 포함된 균형 있는 먹거리를 섭취하고, 천천히 식사하는 습관을 가져야 한다. 제2의 두뇌라고 하는 장이 기뻐할 수 있는 정신적인 환경도 조성해야 한다.

소변과 대변을 통해 제거되는 과정과 더불어 호흡과 땀을 통하여도 많은 양의 노폐물이 몸 밖으로 배출된다. 노폐물을 몸 밖으로 배출시키는 방법으로 다양한 종류의 해독방법이 사용되는데, 가장 자연스럽고 단순한 방법인 자연해독이 가장 좋다. 물론 위급한 경우에는 단기간 인위적인 해독방법을 사용할 수 있지만, 우리 신체가 이미 가진 자체 해독능력을 원래대로 회복시켜 주는 것이 가장 좋은 방법이다.

가장 자연스럽고 단순한 자연해독 방법은 '걷기'이다. 그렇다. 걷기가 바로 자연이 인간에게 준 가장 큰 자연해독 방법이다. 걷게 되면 호흡이 빨라지면서 폐를 통하여 노폐물을 추가로 신속하게 제거해 준다. 또한 심장 박동수가 늘어나면서 세포 구석구석까지 혈액을 충분히 공급하여 다양한 종류의 노폐물을 제거할 수 있다. 30분 이상 천천히 걷게 되면 자연적으로 이마에 땀이 송골송골 맺히면서, 땀을 통하여 노폐물들이 싹싹 제거되기 시작한다.

천천히 걸으면서 호흡이 빨라지면 "그렇지, 내가 내뿜는 숨을 통해서 나쁜 것들이 몸 밖으로 빠져나가는구나!"라고 환호하는 기쁨으로 한 걸음 한 걸음 걸어야 한다. 땀이 촉촉이 적셔드는 느낌이 있으면, "내 몸속에 있는 나쁜 것들이 빠지고 있구나!"라고 혼자 속삭이는 기쁨을 즐겨야 한다.

걷기를 하거나 운동을 할 때에 너무 과격하게 하는 것은 좋지 않다. 일반적으로 격렬한 운동을 하는 운동선수들의 수명이 상대적으로 짧은 편이다. 과격한 운동을 하게 되면 인체 내에는 다양한 종류의 활성산소가 대량 생성되어 장기적으로 건강에는 좋지 않은 경우가 많다. 그래서 과격한 운동을 할 때는, 운동하기 2~3시간 전에 미리 비타민C, 색깔 있는 채소와 과일을 섭취하고, 운동이 끝난 후 비타민C가 포함된 채소와 과일 또는 항산화지수(ORAC)가 높은 먹거리를 섭취하는 것이 좋다.

병원에서 포기한 말기 암환우들의 기적 같은 치유 소식을 종종 접하게 되는데, 그들의 공통점은 다른 사람들을 위하여 열심히 움직이며 봉사와 헌신을 하였다는 것이다. 다른 사람들을 위해 헌신과 봉사를 하면서 육체적인 건강이 회복될 뿐만 아니라, 정신적인 건강도 함께 회복되면서 기적이라는 치유가 일어나게 된 것이다.

열심히 걸어야 한다. 무조건 걸어야 한다. 걸을 때 인체의 모든 근육이 움직이기 때문에, '천천히 걷는 자'라는 그 자체가 참 좋다. 시간이 날 때마다 1분도 좋고, 10분도 좋고, 1시간도 좋고, 최대한 많이 걷자. 많이 걷자고 해서 코피가 쏟아질 때 까지 무조건 오랫동안 걷자는 것은 아니고, 몸에 부담을 느끼지 않을 정도로 최대한 많이 걷고 움직이자.

과거에 비해 육체적인 활동보다는 책상에 앉아있는 정신적인 활동이 증가한 것도 만성질환이 급격히 증가하는 원인이다. 건강하게 오래 살고 싶을 때 자연스럽고 단순하고 효과적인 방법은 "움직이는 것이다!" 지하철이나 버스 안에서도 앉아있기보다는 건강을 위해 서서 조금씩 움직이는 것이 '비싼 종합비타민'을 먹는 것보다 훨씬 더 좋은 것이다.

몸이 따뜻해야 한다.

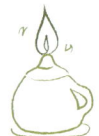

겨울에 화장실에서 소변, 대변을 보고 나면 자기도 모르게 몸이 '부르르' 떨리는 것을 경험한다. 추운 겨울에 몸에서 따뜻한 소변과 대변이 빠져나간 만큼 체온이 낮아져서, 몸이 스스로 체온을 올리기 위하여 부르르 떠는 운동을 하는 것이다. 내가 원하든, 원하지 않든지 관계없이 낮아진 체온을 유지하기 위해 자발적으로 근육운동을 하는 것이다. 체온이 떨어졌을 때는 특히 면역세포들의 활동이 현저하게 저하되기 때문에, 몸이 스스로 보호하기 위해 자발운동을 하는 것이다.

그래서 암환우들은 특히 체온관리를 철저하게 해야 한다. 환절기에는 더욱 더 조심해야 하며, 여름철에도 에어컨을 많이 사용하지 않는 것이 좋다. 냉장고에 있는 차가운 물을 바로 먹지 말고, 실온에 두었다 먹어야 한다. 항암, 방사선 치료 과정을 거치면서 여러 가지 부작용으로 고통을 받는데, 특히 구토, 불면증, 무기력증과 같은 부작용으로 많은 암환우가 고통을 받는다. 이때 살짝 볶은 현미를 뜨거운 물에 넣고 힘차게 흔들어 따뜻한 현미차를 수시로 복용하면 부작용이 훨씬 적어질 수 있다.

몸을 따뜻하게 하는 방법으로 여러 가지가 있지만, 하루에 30분 정도 족욕을 하는 것이 좋다. 족욕은 발을 통과하는 모든 혈액을 따뜻하게 만들어 전신으로 퍼지게 하는 방법이다. 전신욕을 할 수도 있으나 심장 등 다른 기관들에 무리를 줄 수 있기 때문에 족욕을 하는 것이 더 좋다.

면역세포의 60~70%가 존재하는 장이 정상적으로 활동하려면 적정 온도를 유지해야 한다. 그래서 취침을 할 때 배를 따뜻하게 하는 방법으로 현미 주머니를 사용한다. 가로 20cm, 세로 30cm의 면주머니를 만들어 그 속에 현미를 넣고 바느질로 봉한다. 현미주머니를 전자레인지에서 7~8분 정도 가열하면 뜨겁게 된다. 침대에 누워서 뜨거운 현미주머니를 발에 깔고 5분 정노 시난 후, 배에 올려놓고 잠을 자면 된다. 이불을 덮으면 6~7시간 정도 온기가 유지되며 1~2년을 계속하여 사용할 수 있다.

짬짬이 운동

사람은 심장에서 강한 압력으로 혈액을 동맥으로 보내 세포 구석구석까지 혈액이 도달할 수 있다. 그런데 심장에서 보내주어 발가락 끝까지 도착한 혈액이 모세혈관을 거쳐 정맥을 통해 다시 심장으로 돌아와야 하는데, 어떻게 발끝에서 심장으로 거꾸로 올라 올 수 있을까? 발가락 끝에는 심장과 같은 펌프 역할을 하는 기관이 없어 발끝에서 심장으로 피를 올려 보낼 수 없다.

실제로는 사람들이 걷거나 움직일 때, 발, 다리 등에 있는 모든 근육이 수축, 이완하면서 심장으로 피를 올려 보내주는 것이다. 정맥 안에는 동맥과는 달리 가로막이 있어서 한번 통과한 피는 다시 거꾸로 내려가지 않기 때문에, 운동으로 인한 근육의 수축과 이완작용으로

피가 발가락에서 심장으로 거꾸로 올라갈 수 있다. 격렬한 운동이 아니라 가벼운 산책 또는 가벼운 몸체조 등의 모든 근육이 움직이는 활동은 혈액을 순환시키는 펌프 역할을 하게 되는 것이다.

혈액은 온몸의 구석구석에 영양분을 공급하고, 노폐물을 제거하는 가장 중요한 역할을 한다. 아울러 면역세포도 혈액 및 림프액과 함께 움직이기 때문에, 암세포를 수시로 공격하려면 혈액순환이 활발하여야 하고, 온몸 구석구석까지 지속적으로 될 수 있으면 많이 순환시켜야 한다. 그래서 건강해지려면 부지런히 몸을 움직여야 한다. 전 세계 장수촌에서 이야기하는 장수의 비결 중에 가장 중요한 사항이 "몸을 계속 부지런히 움직인다."라는 것이다. 많이 움직이게 되면 혈액순환이 매우 활발해지고, 그 결과로 건강을 회복하고 건강을 유지할 수 있다.

오랫동안 움직일 필요도 없이 수시로 시간이 나는 대로 '짬짬이 운동'을 하는 것이 좋다. 1시간 또는 30분이 아니라 1초, 5초, 10초라도 짬짬이 운동을 해야 한다. TV를 시청할 때도 손가락, 손을 천천히 움직여 주고, 가끔 일어나고 앉기를 반복한다. 버스정류장에서 버스를 기다릴 때도 손과 발을 천천히 움직여주고, 어깨도 움직이고 팔, 다리도 움직여준다. 팔, 다리를 움직일 수 없다면 손가락, 발가락이라도 꿈틀거리면서 움직여야 한다.

남성보다 여성의 수명이 상대적으로 긴 것은 가사활동을 통하여 모든 인체 내의 다양한 근육운동이 활발하기 때문이다. 가사활동을 통하여 모든 근육이 이완, 수축하면서 혈액순환을 원활하게 하여 필요 영양분을 제대로 공급하고, 노폐물을 적기에 제거할 수 있게 된다. 모든 혈액 및 림프액의 순환이 활발하게 되면서 혈액 및 림프액에 포함된 모든 종류의 면역세포들이 인체의 구석구석을 돌아다니면서 나쁜 이상세포들을 많이 제거할 수 있다. 따라서 남편들이 퇴근 후에 아내의 가사 일을 가볍게 도와주는 것은 아내를 도와주는 것뿐만 아니라, 남편 본인들의 수명을 연장하는 가장 좋은 방법이다. 아내들도 마찬가지로 가사 활동을 노동이라 생각하지 말고 가족을 위하고 아내 본인의 수명을 연장하는 가장 자연스럽고 효과적인 방법이라는 인식을 해야 한다.

가정에서 아내가 하는 가사활동을 도와주는 것이 아니라, 남편이나 아이들도 본인들의 건강을 위하여 설거지, 청소하는 것은 "인삼, 녹용 같은 보약보다도 더 효과적인 보약!"이라는 사실을 알아야 한다. 누구를 도와주는 것이 아니라, 자기 자신의 건강을 돌보는 일이다. 아울러 누구를 도와준다니 얼마나 좋은 일인가?

아내에게 세탁기를! 남편에게 진공청소기를!
그리고 아이들에게 걸레를!

기쁨은 '선택'이 아니라 '필수'

성경에 인류 최초로 인간이 살았던 마을 이름이 '에덴동산'이다. 신앙이 있지 않은 분을 포함하여, 교회 또는 성당을 다니고 있는 분들에게 '에덴'의 뜻이 무엇인지를 종종 물어본다. 연세가 어느 정도 되시는 분들은 과거에 "에덴의 동쪽"이라는 영화가 생각이 나서 '에덴'이 '동쪽'이라는 뜻인가 하며 자신 없이 대답하곤 한다.

'에덴'이라는 뜻은 '기쁨'이라는 의미가 있다. 그렇다. 인간은 기쁘게 살아야만 하는 존재라는 의미이다. 다양한 종류의 물고기는 반드시 물속에 살게 되어 있고, 아름다운 향기를 마음껏 품어내는 장미꽃은 반드시 흙에 뿌리가 있다. 물고기가 물 밖으로 나오게 되면 처음에는 퍼드덕거리지만, 시간이 지날수록 서서히 죽어간다. 마찬가지로 장미도 뿌리가 흙 밖으로 나오게 되면 향은 잠깐 동안 풍길 수 있지만, 서서히 죽는다.

도로에 수없이 많은 자동차가 달려가고, 길거리에 수많은 사람이 걸어가고 있는데, 아무나 붙잡고 물어보면 모두 다 기쁨과 행복을 찾아서 움직이고 있다는 사실을 알게 된다. 그리고 앞으로 남은 인생도 기쁨과 행복을 찾아서 살아가려고 하지, 슬픔과 고통을 찾아서 살지는 않을 것이다.

그래서 사람은 명예, 재산, 권력 등 모든 것을 가질지라도 기쁨이 사라지면 언젠가는 죽는다. 물고기가 물 밖으로 나왔을 때, 가장 필요한 것은 물속으로 다시 돌아가는 것이다. 마찬가지로 인간도 자기 스스로 불행하다고 생각할 때는 기쁨을 회복해야 한다는 것이다. 현재 자기 자신의 처지가 불행하든지, 어려움이 있든지, 병에 걸렸든지, 행복하든지, 자기 생활에 만족하든지에 관계없이 인간은 기뻐야 한다는 것이다.

기쁨과 행복이 찾아왔을 때, 생리학적으로도 행복 호르몬 종류에 해당하는 세로토닌, 도파민, 엔도르핀 등과 같은 호르몬이 인체에 생성된다. 세로토닌, 도파민, 엔도르핀과 같은 행복 호르몬은 사람이 기쁨을 회복하였을 때 발생하는 생리학적 현상으로, 먼저 기쁨을 회복해야 한다는 것이다. 심지어는 거짓으로 웃더라도 이러한 행복 호르몬이 형성된다는 사실을 명심해야 한다.

현대의학에서 최근에 밝혀진 사실은 세로토닌과 같은 행복 호르몬은 뇌뿐만 아니라 장에서도 만들어진다는 것이다. 그래서 위, 장이 허약하여 소화불량, 장염, 설사, 변비 등과 같은 장에 대한 만성질환으로 고생하는 사람들도 기쁨이 회복되면 장내 세로토닌이 많이 생성되어 건강이 회복된다는 것이다. 장이 약하여 건강에 문제가 있는 사람일수록 많이 웃어야 하고, 특히 식사시간에는 많이 웃을 수 있도록 하여야 한다. 지금 다 같이 한번 웃어보자!

암환우가 있는 가정은 가족들이 함께 기쁨을 만들어 내기 위해 모든 구성원이 더욱 적극적이어야 한다. 한번 신이 나게 웃을 때마다 암세포 수백만 개가 사라지니, 이보다 더 좋은 치료방법이 어디에 있는가? 식사할 때마다 돌아가면서 인터넷에서 찾은 "웃기는 이야기"를 읽고 웃으면서 식사를 할 때 면역세포가 춤을 추게 되는 것이다. 잘 웃기려고 할 필요도 없고, 또 웃기는 재주가 없어도 좋다. 진짜로 우스워서 웃든지, 아니면 썰렁해서 웃든지 웃으면 된다. "하하 호호" 웃음소리가 끊이지 않도록 모든 가족이 노력해야 한다. 암환우를 위해서…. 그리고 가족 모두의 건강을 위해서 말이다. 왜 아픔과 괴로움이 있는지 이유는 정확히 모르겠지만, 앞으로는 슬픔과 염려가 사라지고 기쁨과 평안함이 회복되어야 한다.

인간이 기쁨을 회복하려고 몸부림치는 것이 가장 인간적이고 자연스러운 모습이다. 인간에게는 "기뻐해 볼까?"가 선택이 아니라, "기뻐해야지!"를 필수로 사는 사람들이 바로 가장 인간다운 삶을 사는 것이고, 이러한 사람들로 행복한 세상이 이루어지는 것이다.

기쁨은 선택이 아니라 필수이다.
현재 내가 어떤 상태에 있든지 관계없이….

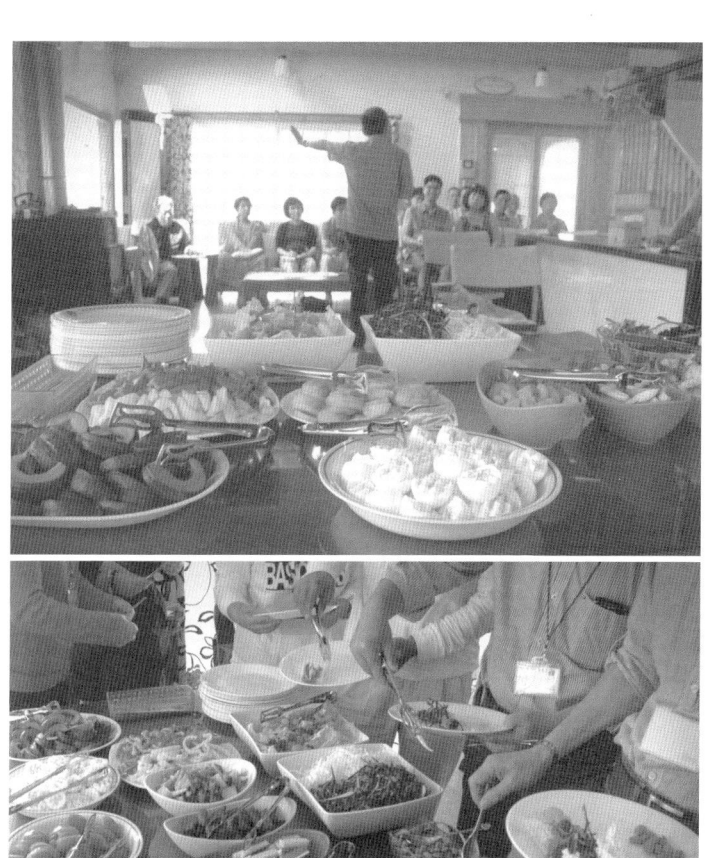
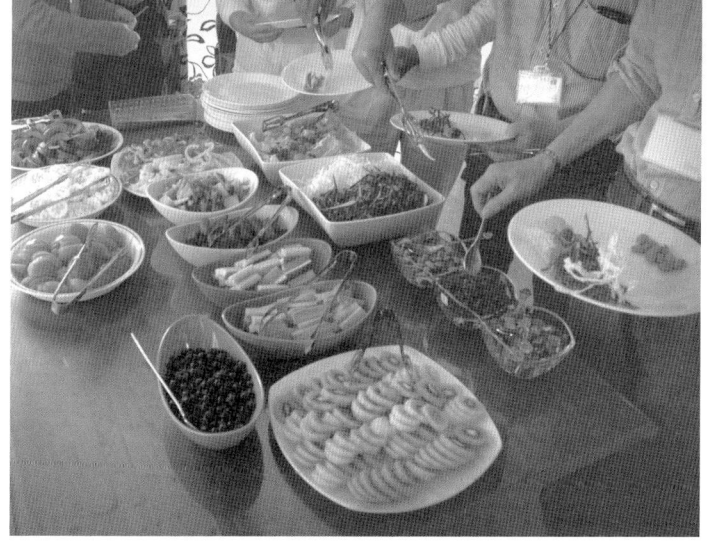

'태초먹거리 학교' 첫 번째 식사_샐러드와 과일
두 번째 식사로 태초현미식을 먹는다.

태 · 초 · 먹 · 거 · 리

마무리하면서

많이 부족하다. 완전하지도 못하다.
많은 사람들이 잘 알지도 못한다.

그렇기 때문에 더욱 중요한 것이다.

더 많이 채우도록, 더 완전해지도록
더 널리 알려지도록….

건강한 삶에 대한 갈망이 있는 한
희망은 사라지지 않는다.
나의 생각과 우리의 생각이 하나 되어
자연 가운데 진정으로 건강한 삶을 채울 수 있는
그런 날이 오기를 소망한다.

자연스럽고 단순한 것이 가장 좋다.

암환우를 비롯하여 많은 사람들이 건강을 회복하기 위해 또는 건강을 유지하기 위해 좋은 것들을 찾아다닌다. 태초먹거리 학교에 오는 대부분의 암환우들은 그동안 좋은 비법을 찾으러 이곳저곳을 방문하기도 하고, 두꺼운 수첩을 갖고 다니면서 좋은 소식을 기록하고 실천하려고 애를 쓴다.

태초먹거리 학교를 아들과 함께 찾아왔던 한 부인이 기억난다. 아들과 함께 태초먹거리 학교를 무작정 찾아왔는데, 마침 그때 보일러가 고장이 나 수리를 하고 있어서 우연히 만나게 되었다. 전국에 암환우들을 위한 좋은 휴양시설들이 많이 있는데, 시설마다 특별한 방법과 비법, 그리고 기능성 건강식품들을 섭취하는 프로그램을 운영하고 있다. 아들과 함께 온 부인도 좋다고 소문이 나 있는 여러 군데의 암 요양 시설들을 한군데 시설에서 몇 개월씩 생활하면서 집을 떠난 지가 매우 오래되었다. 부인의 입에서 나온 첫마디의 고민이 "집에 가서 아들과 함께 밥을 먹고 싶다."는 것이었다. 가장 자연스러운 것은 집에서 아들과 함께 밥을 먹고 생활을 함께하면서 암을 극복하는 방법을 찾는 것이다.

암환우들은 '물에 빠진 사람'들이다. 그래서 물에 떠있는 '지푸라기'라도 잡으려고 최선을 다하지만, 결론은 허우적거릴 뿐이라는 것이다. 암환우들에게 좋다고 소문이 나 있는 대부분의 방법, 음식, 기능성 식품들은 상업성에 의해 과대 포장되어 있다. 또는 특별한 경우를 모든 사람에게 똑같이 적용할 수 있다고 주장하는 주관적인 경우가 매우 많다. 만약 진짜로 암을 치료하는 방법이나 식품이 있다면 '노벨상'을 받도록 강력하게 추천해야 하지 않을까? 그러나 현재 물에 빠져있는 모든 암환우들은 오늘도 같은 시행착오를 지속해서 겪고 있다는 안타까운 사실이다. '지푸라기'라도 잡으려고 말이다.

'잘못된 먹거리', '나쁜 생활습관', '무리한 정신적 환경' 등을 매우 오랫동안 지속하여 생긴 결과가 암이다. 한두 가지 사항을 고쳐서 해결되는 문제가 아니라, 전체적으로, 복합적으로 새로운 삶을 시작해야 재발하지 않는다.

암환우들은 스스로 질문을 해보고, 스스로 답을 얻어야 한다. 시도하려는 모든 방법이 "얼마나 자연스럽고 단순한 것이냐?"라는 질문을 해야 한다. 자연스럽고 단순한 방법을 선택하면 그것이 가장 좋은 것이다.

1948년 윈스턴 처칠(Winston Churchill)이 옥스퍼드 대학을 방문하여 "성공의 비결"이라는 제목으로 강연하였다. 많은 사람들이 제2차 세계대전을 승리로 이끈 영웅으로부터 성공의 비결에 대하여 어떤 명연설을 할 것인가 잔뜩 기대하였다.

윈스턴 처칠의 강연의 첫마디는 "절대로 포기하지 않는다."였다. 절대로 포기하지 않는 것이 바로 성공의 비결이였던 것이였다. 참석한 많은 사람들이 윈스턴 처칠이 말한 내용에 공감하며 고개를 끄덕이면서, 이어서 나올 강연에 귀를 기울이고 있었다. 윈스턴 처칠의 두 번째 말은 "절대로 절대로 포기하지 않는다."였고, 이어서 나온 세 번째 말은 "절대로 절대로 절대로 포기하지 않는다."였다.

암환우들은 자연스럽고 단순한 방법을 선택하고 "절대로 절대로 절대로 절대로 절대로 포기하지 않아야 한다."

인생의 경주에서 성공하려면….

잇비(ItB) : 회복하는 운동이다.

수많은 정보의 홍수 속에서 방황하며 시행착오를 겪고 있는 암환우들을 위하여 태초먹거리 학교가 시작되었다. 그리고 앞으로 고통과 아픔을 겪을 암 후보자들이 될 젊은이들에게 고통을 피해 갈 방법을 알려주고자 시작하였다. 이렇게 시작한 태초먹거리 학교는 시간이 지날수록 건강에 관심 있는 사람들과 가족들이 함께 참여하고 있는 프로그램으로 진행되고 있다. 태초먹거리 프로그램이 아직은 완전하지 않지만, 현재 암환우들이 지금보다는 건강상태가 더 나빠지지 않도록 관리하면서 회복하는 암 생존자 관리 프로그램이 되고, 아울러 같은 프로그램을 젊은이들에게 적용하면 미래에 겪을 아픔을 피할 수 있는 암 후보자 예방 프로그램이 될 수 있다.

이것은 가능성이다. 비록 개인적으로는 혹독한 아픔을 치르고 나서 이런 프로그램을 진행하고 있지만 혼자서 할 일은 아니다. 누구나가 다 할 수 있는 일이고 누구나가 다 해야만 하는 일이다.

사람들은 건강을 잃었을 때, 병원에서 치료하면서 완치되기를 희망한다. 특히 암환우들은 재발, 전이되지 않고 평생 건강하게 살기를 원한다. 많은 종류의 다양한 만성질환에 노출된 사람들도 같은 생각을 하며 살아가고 있다. 건강이 나빠진 원인이 지나온 삶 속에 흔적들이 이곳저곳에 분명히 남아 있을 텐데 사람들은 애써 잊어버리려 한다. 건망증에 걸린 사람들같이 과거의 흔적을 잊어버리고 반복하며 또다시 겪을 아픔을 향하여 아무 생각 없이 걸어가는 중이다. 살아온 환경, 생활습관, 먹거리에서 문제점이 분명히 있었고 그런 문제점 때문에 아픔을 겪었는데도 말이다.

잃어버린 건강을 회복하려면 모든 것을 처음으로 회복해야 한다. 원래 아무것도 가진 것 없이 세상에 태어난 것과 같은 상태로 돌아가야만 회복할 수 있고 최소한 더 나빠지지 않게 된다. 정신적인 환경과 육체적인 환경도 처음으로 회복되어야 하고 지나온 과거 삶 속에서 굳어버린 나쁜 생활습관도 원래대로 회복되어야 한다. 먹거리를 생산, 가공, 유통하는 방법도 원래대로 회복돼야 하고, 먹거리를 요리하며 섭취하는 방법들도 원래대로 회복되어야 한다. 인간으로서 지켜야 할 기본적인 부분들이 원래대로 회복되지 않은 상태에서는 어떤 시도를 하더라도 문제는 계속 지속되고 반복된다.

처음으로 회복하는 운동을 '잇비'라고 부른다. 잇비는 영어로 'In The Beginning'의 첫 글자인 ItB에서 유래한다. '잇비'를 국어사전에서 찾아보면 '벼 짚단으로 만든 빗자루'를 의미하는데, 벼 짚단으로 만든 빗자루로 문제가 있는 부분들을 싹싹 쓸어 없애야 한다.

현재 태초먹거리 학교를 통하여 개인 또는 단체에 소속된 사람들에게 건강을 회복하고 관리하는 방법을 알리고 있다. 태초먹거리 학교(www.itbfood.net)는 2013년 현재 옥천 태초먹거리 학교(매월 둘째 주 토요일 11:00~17:00)와 대전 태초먹거리 학교(매월 넷째 주 토요일 11:00~17:00)를 운영하고 있다. 옥천 및 대전 태초먹거리 학교는 아내와 아들 그리고 몇 명의 자원자들로 운영되고 있다. 태초먹거리 학교를 운영하는 운영비는 한국분석 기술연구소에서 후원하고 있는데, 한국분석 기술연구소와 관계가 있는 업체들도 함께 후원에 참여하고 있다.

많은 사람이 태초먹거리 학교를 통해 '처음'으로 회복하는 경험을 하고 있다. 앞으로 태초먹거리 학교는 지역별로 리더를 양성하여 우리나라뿐만 아니라 전 세계로도 정신적, 육체적인 부분을 '처음'으로 회복하는 운동을 확산하고자 한다. 누군가는 반드시 하여야 할 일이어서 태초먹거리 학교에서 먼저 시작하는 점을 찍은 것이다. 큰 종이에 시작을 알리는 점을 확실하게 찍었으니 이제는 함께 나머지 그림을 그려 훌륭한 명작이 되어야 한다.

태초먹거리 학교를 통하여 공감대가 형성된 사람들은 각자 자기가 속한 가정, 교회, 학교, 직장 또는 단체 등에서 모든 소속원에게 잇비(ItB)를 통해 '처음'으로 회복하는 기쁨과 평안을 가지게 하여 어려움을 극복하고 웃음이 항상 넘쳐나게 할 책임이 있다.

착하고 순한 농·축·수산물을 원래 자연이 허락하는 방법으로 생산하는 사람들도 태초먹거리 학교를 통하여 확산되어야 한다. 요즘 도시에서 생활하고 있는 많은 사람이 귀농 또는 귀촌에 관심이 있는데 가장 자연스러운 방법으로 생산한 1차 농·축·수산물들을 공급할 수 있는 귀농 또는 귀촌이 되어야 한다. 자연농업은 반드시 시골로 가야 할 수 있는 것이 아니다. 아파트에 사는 사람들도 주택에 사는 사람들도 모두 할 수 있다. 아파트에 살든 주택에 살든 관계없이 1명당 1~2평의 텃밭만 있으면 된다. 1~2평의 텃밭도 없다면 페스티로폼 상자 또는 화분에 흙을 담아서 고추, 상추 등을 아파트 베란다에서 가족들과 함께 재배하고, 수확의 기쁨을 마음껏 누릴 수 있다. 자연농업은 이렇게 시작할 수 있고 이렇게 시작한 작은 시도들이 모여 세상을 바꿀 수 있다.

1900년 이후로 먹거리를 대량 생산하는 식품산업이 시작되면서 오로지 경제성 및 상업성을 최우선으로 지금까지 확산, 발전하고 있다. 집 밖에서 식사해야 하는 자녀 또는 가족들에게 자신 있게 권할 수 있는 건강한 음식점이 과연 몇 개나 있는지 스스로 질문을 해보라! 카페가 우후죽순처럼 이곳저곳에서 성업하고 있지만 그런 곳에서 판매하고 있는 음료수 및 다과들을 얼마나 자신 있게 진심으로 권할 수 있는가? 모든 상업적인 먹거리는 일반적으로 눈과 혀를 만족하게 할 수 있는 방법을 최대한 사용하고 있다. 눈과 혀를 만족시키기 위해 사용되는 모든 재료를 나열하면 현기증이 날 정도로 많고 심각하다.

모든 먹거리를 가공, 유통, 판매하는 산업체에도 '잇비'바람이 불어 진짜 몸에 좋고 건강한 먹거리를 가공, 유통, 판매하는 산업체가 되어야 한다. 돈을 많이 벌기 위해 먹거리 산업을 하니 어려움이 있고 여러 가지 편법들을 사용하는데, 진짜로 몸에 좋은 건강한 먹거리를 판매한다면 손님들이 문전성시를 이루지 않겠는가?

우리 모두가 기본을 회복하는 잇비(ItB)는 선택이 아니라 필수이다. 그리고 현재 기성세대가 다음 세대에게 물려줄 수 있는 자랑스런 유산이다.

태 · 초 · 먹 · 거 · 리

부록

태초먹거리로 온 편지

작은 변화의 시작, 이제 감사로 함께...

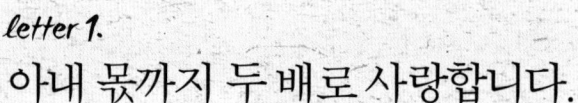

letter 1.
아내 몫까지 두 배로 사랑합니다.

2012년 8월 11일에 교육을 받은 구문회입니다. 저는 항상 이런저런 세미나에 혼자 다녔습니다. 그런데 강연 100도씨에서 박사님의 강연을 듣고 나서 아내와 꼭 같이 가야겠다는 생각을 했습니다. 아니나 다를까 태초먹거리 학교에 다녀온 다음날 아내의 아침 밥상부터 달라졌습니다. 아! 정말 같이 다녀오기 잘한 것 같습니다.

같이 교육을 받은 저를 포함한 19명 모두가 저와 같은 마음이었으면 좋겠습니다. 앞으로 태초먹거리 학교가 더욱더 발전하기를 기도드리겠습니다. 또 제가 할 수 있는 일이 있다면 물심양면으로 도와드릴 맘이 있습니다.

저는 현재 이 세상을 덤으로 사는 인생입니다. 현대의학(여명 3개월 판정)으로는 죽었어야 하는 몸인데 4년을 더 건강하게 살고 있으니까요. 그래서 항상 암환우를 위해서라면 봉사하려고 합니다. 현재는 '한국 췌장암 환우 협회'라는 카페를 운영하며 온라인으로 올바른 정보를 주고받을 수 있도록 하고 있으며 많은 자료를 수집하여 공개해 주고 있습니다. 또 요양원이나 병원을 찾아다니며 환우 분들에게 용기 잃지 말라고 위안도 해주고 있습니다.

교수님께서 계획하고 계신 리더양성 프로그램에 꼭 저를 포함해 주실 것을 간곡히 부탁합니다. 저에게는 교수님을 만난 것이 큰 행운입니다. 투병 중 세월이 지나다 보니 몸과 맘이 흐트러졌는데 다시 한 번 가다듬게 해 주셔서 감사드립니다.

교수님 다시 한 번 감사합니다. 그리고 사랑합니다.
저의 아내 몫까지 두 배로….

from. 경상남도 진주시 _ 구문회

letter 2.
아무거나 시켜만 주세요.

안녕하세요^^ 저 기억하실지 모르겠어요. 김여진이라면 잘 기억이 안 나실듯하고 호주 가려고 했던 식도암 걸린 아가씨라고 하면 얼핏 떠오르실 것 같은데요. 태초먹거리 학교를 다녀온 뒤 정말 감사한 마음에 메일을 보냈는데 안 간 거 같아서 이렇게 게시판에 개인적인 감사함을 표시하게 되었습니다. 그동안 좋은 소식도 있어서 꼭 전해드리고 싶어서요.

항암치료를 들어가기 전 꾸준히 교수님의 강의대로 식단을 조절하고 항상 웃으려고 노력하면서 지냈습니다. 하지만 하나님께 감사하단 기도는 제 입에서 떨어지질 않더라고요….

제 주변에 어떤 사람들보다 저를 응원하고 힘이 돼주는 사람들이 있었습니다. 약을 찾아주고 자신의 몸보다 더 걱정해주는 그 호주친구와 같이 태초먹거리 학교에 참여했던 엄마. 하나님께서 부족한 저를 그 두 사람을 통해 사람냄새를 맡게 해주시고 사랑을 알게 해주시고, 많은 깨달음을 주시고, 당신이 얼마나 감사한 분임을 소중한 두 사람을 통해 알게 해주신 거 같아요. ^^

부족한 저에게는 과분한 사람들이기에 제가 더 성장할 수 있어 감사합니다. 그래서 힘든 항암치료 동안 내내 웃으면서 더 행복하게 지내고 있습니다. 부족한 저는 자라고, 암세포는 사라지는 거 같아요. 제 느낌에는^^

물론 교수님도 그분들을 통해 알게 되었지요. '교수님을 좀 더 빨리 알았더라면….'하는 후회보다는 저와 같은 환우가 더 이상 생기지 않도록 교수님의 운동을 널리 알리는 데 쓰이고 싶습니다. 제가 도움이 될지는 모르겠지만 최선을 다할 자신감은 좀 있는 26살 언론홍보 전공, 국어국문 부전공 졸업생이고요. 요리가 취미에요, 결론은 아무거나 시켜만 주세요. ^^

건강은 걱정 마세요. 지금 항암치료 중이지만 진행이 멈췄다는 소식을 들었습니다. 교수님 감사합니다. 기도하면서 이 글을 마칩니다.

from. 경기도 성남시 _ 김여진

letter 3.
쳐다보기도 아까버서...

안녕하세요. 오늘 아침 아침마당을 보고 난 뒤 한동안 먹먹한 상태였습니다. 무언가에 얻어맞은 듯한 먹먹함이 가시기까지 한참이 걸렸네요. 잊으려고 애쓰고 산 지가….

가만히 손꼽아 보니 17년. 17년 만에 처음으로 그때 상황을 정면으로 봅니다. 17년 전 이때쯤 저는 선생님 같은 분을 찾아 헤매고 있었습니다. 인터넷으로, 서점으로, 사람들 입으로…. 하지만, 결국 찾아내지 못하고 남동생은 갔습니다. 이 세상 어딘가에 분명히 있을 거야, 난 꼭 찾아낼 거야…. 수도 없이 미친 여자처럼 지껄이며 다닌 기억에 이젠 슬며시 웃음이 나네요.

서른다섯, 인문계 고등학교 삼학년 담임, 세 살 딸아이와 돌도 안 된 아들, 찢어지게 가난한 집안의 장남에 장손, 사립 고등학교 전교조 회장 등…. 너무나 엄청난 많은 것들을 두고 건강진단 받으러 간 지 삼 개월 만에 홀연히 하늘나라로 갔습니다. 진단은 폐암 4기. 저는 바로 위에 누나이며 한국전력에 다니고 있었습니다. 당시, 동생은 병원에서 나와 지리산 계곡으로 들어갔습니다. 어디서 들은 풍월로 '어성초'란 약초에 의지하다 보니 영양 발란스가 깨져서 더 빨리 갔는지도 모르겠습니다.

아들, 딸과 아버지, 어머니는 건강진단 받으러 가는 날 보고 마지막까지 보지 못했습니다. 당신들에게는 쳐다보기도 아까운 아들이어서 정면으로 쳐다본 적도 몇 번 없었답니다.
"이럴 줄 알았으면 실컷 쳐다보기라도 할 것을…."
"쳐다보기도 아까버서…."
아버님의 첫 마디였습니다.

그래도 지구는 돌아가고, 또 올케, 조카들, 부모님 모두 건강히 살아가고 있습니다. 흙으로 꼭꼭 덮어 두었다가 오늘에야 꺼내보는 느낌입니다. 하느님은 참 너무 하시네요. 그땐 그렇게 찾던 분을 17년이 지난 오늘 아침, 그것도 우연히 만나게 되네요. 앞으로 남은 가족들을 위해 그 학교에 꼭 갈 겁니다. 오래오래 유지해 주세요. 선생님 고맙습니다.

from. 김해숙

letter 4.
먹는 문화가 변화되기 원해요.

안녕하세요. 얼마 전 미국 댈러스에서 교수님의 강의를 들었던 김혜진입니다. 나이는 얼마 안 먹었지만^^;

평소에 먹는 것, 요리법, 건강, 영양에 관심이 많았어요. 서양에는 'You are what you eat.'이라는 말도 있는데 정말 먹거리에 대해 다시 한 번 생각해볼 좋은 기회였습니다. 교수님과 교수님의 강의를 통해서 사람들의 의식이 전환되고 사회 전반적인 먹는 문화가 조금씩 변화되기를 원합니다. 감사합니다.

from. 김혜진

letter 5.
예방 차원에서 관리할게요.

반갑습니다. '강연 100도씨'라는 프로그램을 시청하면서 처음 교수님을 뵙게 되었습니다. 그리고 어제 아침마당을 우연히 보게 되었는데 교수님이 나오셔서 앞서 보았던 프로그램에서 많은 감동을 하였던 기억을 하면서 화면으로나마 다시 교수님의 강의를 듣게 되니 얼마나 반갑고 좋은지요. 그래서 얼른 메모지와 펜을 들고 의자를 바짝 텔레비전 앞으로 당겨서 꼼꼼히 메모하면서 강의를 들었습니다. 교수님의 강의 내용에서 우리 모두는 현재 암환우는 아니지만, 미래 후보자라는 말씀 새겨 봅니다. 그리고 미리 예방차원에서 관리해야 할 것이라는 말씀 또한 새겨 봅니다. 언젠가 한번 숙박 프로그램에 참여하고 싶습니다. 명절이 끝나고 꼬~옥 기회를 가지려고 작정해 봅니다. ^^ 교수님도, 함께 계신 모든 분도 우리나라 고유의 명절인 추석을 행복하게 보내시길 소원합니다!

from. 백순남

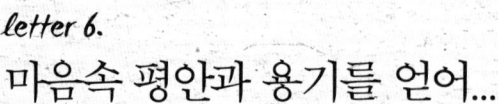

letter 6.
마음속 평안과 용기를 얻어…

교수님! 주말 잘 보내셨는지요? 12월 22일 옥천교육 참가자 박호진입니다. 일요일부터 날씨가 추워졌는데요. 훌륭한 일을 하시는 존경하는 교수님, 항상 교수님 자신의 건강에도 신경 쓰시길 바랍니다.

태초먹거리 강의에 참여하려고 몇 개월의 기다림과 폭설로 인한 한 차례의 연기 끝에 참여하게 된 42회 교육이었는데요. 과연 오랜 기다림 끝에 눈 쌓인 도로를 뚫고 간 보람이 있었던 정말 멋진 시간이었습니다. 단순한 먹거리에 관한 교육뿐 아니라 자연에 가까운, 자연에 순응하는 삶, 반드시 존재 이유가 있는 꼴찌의 가치 있는 삶, 스트레스와 바쁜 일상에 찌든 일상에서 욕심을 내려놓는 삶 등….

제 아내의 건강과 가족의 행복을 '어떻게 잘 지키고 유지할 수 있을까?'라는 물음에 해답을 찾지 못하고 온갖 정보와 광고의 홍수 속에서 방황하고 있을 때 아주 적절한 시기에 교수님의 교육을 받고, 가슴 속에 품고 있던 온갖 의문과 불안한 마음이 풀어지며 교수님 말씀대로 말로 형언하기 어려운 마음속의 평안과 용기를 얻어 제 아내와 함께 옥천 주변의 설경을 즐기며 기쁜 마음으로 무사히 집으로 돌아올 수 있었습니다.

앞으로도 제 아내와 저는 교육을 받던 날의 깨달음과 기쁜 마음을 잊지 않고 항상 그날의 교훈을 지침 삼아 여유롭고 지혜로운 삶을 살도록 노력하겠습니다. 그리고 기회가 된다면 제 아내가 더 회복된 후 다시 신청해서 한 번 더 참가하고 싶습니다. 같이 참가했던 모든 42회 분들과 제 아내에게 격려와 희망의 말씀을 주신 분들께 감사드리며 이 소중한 인연 잊지 않고 살겠습니다.

모든 분들의 건강과 행복을 항상 기도드리겠습니다. 교수님과 태초먹거리 관계자 분들에게도 노고의 말씀을 드리며 가정에 화평과 웃음이 끊이지 않길 항상 기도드립니다.
감사합니다.

from. 경기도 군포시_박호진

letter 7.
살아갈 용기와 힘이 되어 주신...

저는 9월 15일에 먹거리 학교 34회 강의를 듣고 왔습니다. 2011년 12월 유방암 진단을 받고, 12월 28일에 수술을 받고, 올해 항암 4회, 방사선 33회, 타목시펜 5년 복용을 처방받은 유방암환우입니다. 진단받았을 당시에는 1기로 예상했었는데, 최종 조직 검사 결과에서는 2a기로 나왔습니다.

사랑하는 내 가족이 아니라 나 자신이 아픈 걸 감사해 하며 눈물도 흘리지 않았습니다. 자식이 아플 때 부모 마음이 가장 아프지 않을까 싶습니다. 이렇게 부모님께는 다시 한 번 가슴에 못을 박는 불효를 하게 되었습니다. 걱정하실 엄마 생각에 마음이 찢어지는 것 같았습니다. 저는 수술이 끝인 줄 알았습니다. 퇴원한 지 일주일 후 항암이 저를 기다리고 있었습니다. 말로만 듣던 항암, 정말 힘들더군요. 하지만 이를 악물고 남들도 하고, 아이들도 하는데 내가 못하랴 하는 심정으로 감사하는 마음으로 항암을 무사히 마쳤습니다. 남편은 저를 위해 인터넷으로 검색해 유방암에 좋다는 것은 모조리 스크랩해서 저에게 주었습니다. 저 또한 컴퓨터를 붙잡고 살았습니다. 재발, 전이에 대한 정보를 찾아 헤맸습니다. 하지만 이러면 이럴수록 제 몸과 마음이 더 피폐해져 간다는 것을 느꼈습니다. '그래! 다 내려놓자. 내가 발버둥친다고 해서 몇 년을 더 살 수 있을까? 나를 이 세상에 태어나게 하신 하나님께 목숨이 달린 것을….' 그때부터 저에겐 평안함이 찾아왔습니다.

이럴 즈음 남편이 교수님의 강연을 텔레비전에서 보게 되었고, 태초먹거리 학교에 다녀올 수 있게 되었습니다. 혼란스럽기만 했던 저에게 이렇게 살아갈 용기와 힘이 되어 주신 교수님께 다시 한 번 머리 숙여 감사드립니다. 다녀온 이후로 저의 삶에도 변화가 일어났습니다. 컬러 푸드가 눈에 들어오기 시작했고, 여유 있게 하늘을 쳐다보게도 되고, 재미있었던 일들을 생각하며 나도 모르게 히죽히죽 웃게 되고…. 직장 다니느라 하지 못한 하고 싶었던 것을 하게 되어 저는 무척 행복하답니다.

아무 조건 없이 암환우들을 위하여 애써 주셔서 감사합니다. 자만하지 않고 겸손한 마음으로 최선을 다하여 살겠습니다.

from. 대구시 수성구 _석미영

letter 8.
애틋한 사랑에 감사드려요.

안녕하세요? 교수님. 지난 토요일은 저의 영육이 호사를 누린 날이었습니다. 청정 자연 지역의 친환경 교실(?)에서 선택된 사람으로 특별한 강의를 듣고 게다가 사모님의 사랑이 듬뿍 담긴 귀한 점심을 대접받고 저의 부교감신경이 활성화되었기 때문입니다.

2010년 유방암 발병은 저의 식생활에 혁명을 가져왔습니다. 현미밥, 채식으로 고혈압이 정상으로 돌아왔고 체중이 10kg 가까이 빠졌습니다. 그러나 가끔 '내가 잘 하고 있나'라고 혼란스러울 때가 있었는데, 이번 강의를 듣고 그동안 애매하고 의문스러웠던 것들이 많이 해결되어 참으로 감사합니다. 여러 가지 의문을 가지고 갔었는데 오랫동안 강의하셔서 피곤하실까봐 또 귀찮게 할까봐 자제를 하고, 집에 와서 웹사이트에서 1시간 가량 복습 겸 공부를 했더니 정리가 되었습니다.

그런데 점심 식사에 잎채소가 안보인 것이 생각나더군요. 암환우는 철성분이 많이 함유된 깻잎, 상추 등 잎채소를 많이 먹지 말라는 말을 들었는데 혹시 그것하고 연관이 있는지요? 그리고 작년에 사놓은 저장마늘에서 싹이 났는데, 이럴 때는 어떻게 해야 되는지요? 많이 바쁘실 텐데 다른 사람들, 특별히 환우들을 생각해주시는 그 애틋한 사랑에 다시 감사를 드리며, 이 땅의 많은 사람들이 먹거리에 관심을 가지고 건강한 삶을 누리도록 '태초먹거리' 많이 홍보할게요. ^-^

from. 대전시 중구_안춘자

letter 9.
지금부터 해보겠습니다.

안녕하세요, 교수님과 듬직한 아드님. 오늘은 인사만 올립니다. 어제 강의 마치고 사진 찍자고 청했던 경남 거창에서 올라간 부부 중 한 사람입니다.

게으름과 음주로 20킬로나 몸무게가 불어난 저도 문제지만 아내와 자라는 아이들에게 건강한 음식을 먹이고 싶었습니다. 교수님 말씀처럼 건강하게 살아가는 방법을 가르쳐 주고 싶었습니다. 실천은 선택이 아니라 필수라 하셨지요? 지금부터 해보겠습니다. 돈 2만 원씩 내고 너무 많이 받아와서 죄송했습니다.

추가 교육과 지도자 교육 때 연락 주시기 바랍니다. 저도 미약하지만, 교수님을 돕겠습니다. 경남 거창에 사는 부부로 기억해 주십시오.

from. 경상남도 거창군 _ 양재영

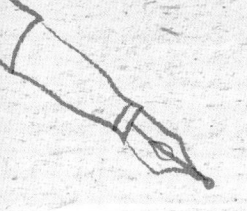

letter 10.
작은 보탬이 되고 싶어요.

봄비 같지 않은 봄비가 내리는 월요일이네요. 저는 평소 먹거리에 많은 관심이 있었는데, 우연히 아침마당 프로그램을 보고 바로 신청을 했지요. 쏟아지는 정보의 홍수 속에서 뭔가 확실하고 보편적 타당성에 기초한 진실을 찾고 싶어 먼 거리를 무릅쓰고 간 보람있는 하루였습니다. 일상에서 간과했던 것들을 다시 한 번 새기는 계기가 되었고 우리 인체를 '걸어 다니는 흙집'이라고 재미있게 표현하신 말씀에 모든 답이 다 들어 있는 것 같았습니다. 또, 이번 교육을 계기로 먹거리 외에 마음 씀에도 깊은 생각을 하게 되었습니다. 기회가 주어진다면 리더양성 프로그램에도 꼭 참여해 좀 더 체계적으로 배워 주위 많은 분에게 제대로, 많이 알려서 교수님의 취지에 작은 보탬이 되고 싶습니다. 오전 일찍 태초먹거리 학교에 도착해 건너편 산에서 뜯어와 끓인 쑥국이 정말 맛있었답니다. ^^

from. 인천시 부평구_유필교

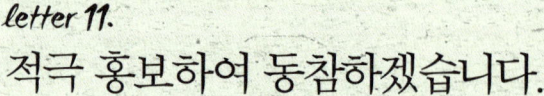

letter 11.
적극 홍보하여 동참하겠습니다.

태초먹거리! 가슴에 무언가 와 닿지 않으십니까? 태초에 우리 조상들이 먹었던 먹거리! 자연 그대로의 먹거리! 그런 먹거리에 대하여 궁금하기도 하고 먹어 보고 싶은 충동이 일어나지 않습니까?

저는 태초먹거리라는 말을 처음 들었을 때, 호기심과 함께 바로 이거다! 하는 생각이 들어서 1일 프로그램 학교에 다녀오게 되었습니다.

유해 식음료에 의한 공해, 이로 인한 각종 질병의 창궐이 일취월장하고 있는 이 시대에, 노년기에 접어든 할아버지 세대로서 나의 건강도 중요하지만, 우리의 2세, 3세들의 건강에 대한 우려를 심각하게 생각하지 않을 수 없습니다. 우주 만물은 자연의 법칙대로 한 치의 오차도 없이 돌아가고 있다고 믿습니다. 그리고 모든 생태계는 그 시절 그 상황에 따라 잘 적응해 나가고 있다고 믿고 있습니다. 어쩌면 지금 우리의 우려는 기우일 수도 있다는 생각도 해 봅니다.

그러나 급속도로 변화되는 상황에도 과연 같은 속도로 적응해 갈 수 있을까요? 저는 농사 2년 차 왕초보 농사꾼입니다. 작년에 70여 가지 작물을 심고 가꾸면서 퇴비, 비료, 농약 등을 사용하였습니다. 비료를 덜 사용하기 위해 지난해 가을에 아파트에서 나오는 낙엽을 모아 퇴비를 만들고 있습니다. 앞으로는 비료와 농약을 사용하지 않고, 가공되어 판매하는 퇴비도 사용하지 않으려고 노력합니다. 식생활 습관도 바꾸도록 노력하겠습니다. 우리 자녀도 동참하도록 하겠습니다. 지인들에게도 적극 홍보하여 동참하도록 하겠습니다.

태초먹거리 학교 이계호 교수님! 정말 감사합니다. 무려 6시간을 넘게 우리의 건강, 인류의 건강을 위하여 열정적으로 혼신을 다해 강의하여 주신 교수님께 다시 한 번 깊이 감사를 드립니다.

from. 대전시 서구 _이상록

letter 12.
감사드리고 또 감사합니다.

교수님, 안녕하세요. 어제의 감동을 고스란히 담고 컴퓨터 앞에 앉았습니다. 저는 알루미늄 압력밥솥에 대해 질문했던 이화영이라고 합니다. 더불어 오늘 당장 밥솥을 바꾸고 새 밥솥에 밥을 해 먹었답니다.

지난 6월에 유방암 수술을 하고 너무도 황당하고 당황스럽던 저는 교수님의 강의를 텔레비전에서 듣게 되었답니다. 교수님의 강의를 듣고 "뭔가 길이 보이고 이렇게 하면 되겠구나!" 하는 용기를 가지게 되었어요. 그리고 이번 기회에 직접 태초먹거리 학교에 참석해서 점심도 먹어보고 강의도 들으니 훨씬 이해가 잘되고 실천 의지도 더욱 강해졌습니다. 사실, 힘겨웠던 항암치료가 끝나니 서서히 저도 모르게 입맛을 따라가게 되더라고요. 강의를 통해서 다시 한 번 마음을 다잡는 기회가 되었습니다.

교수님의 강의를 듣다가 저도 모르게 눈물이 흘렀답니다. 어려운 치료를 잘 견딘 저에 대한 감사와 우리 사회를 더욱 건강하게 만들기 위해 노력하시는 태초먹거리 학교에 대한 감사의 눈물이었던 것 같습니다. 저 또한 어제 배운 것들을 실천하면서 내 이웃과 주위에 알리는 것이 나의 소명이겠구나 생각을 합니다. 병으로 충격도 컸지만 모두 나쁜 것만은 아니더라고요. 저에 대해 더욱 많이 생각하게 되었고 '앞으로 어떤 삶을 살아야 할까?'를 진정으로 고민하게 되었습니다. 교수님을 통해 진정한 사랑의 실천이 무엇인지 많이 느끼고 돌아왔습니다. 저도 태초먹거리 학교에 작은 힘이 되고 싶습니다.

지금 이 순간에도 힘겨운 치료를 견디고 계시는 환우 분들의 화이팅과 교수님의 사랑 앞에 감사를 드리며 이 글을 맺습니다.

from. 경상북도 김천시_이화영

letter 13.
가슴속 깊은 곳에 영혼의 강의를...

천안 먹거리학교에 다녀온 정소미라고 합니다. 많이 늦은 인사지만 교수님 이하 여러 도와주신 분들께 다시 한 번 고개 숙여 인사드립니다. 여러 가지 이유로 맘이 편하지 않았는데 식사를 해보니 생각보다 맛도 좋았고 어떻게 먹고 생활해야 하는지 많이 배우고 느끼고 다짐하고 왔습니다. 현미밥이 아직 실천되지 않고 있지만, 교수님의 가슴속 깊은 곳 영혼의 강의를 저 또한 가슴 속 깊이 새기며 실천하고, 노력하며 성실히 겸손히 살겠습니다.

질문이 있는데요. 식사 중에 생김이 나왔는데 생김은 균이 있다고 살짝 구워서 먹으라고 알고 있는데 그냥 먹어도 되나요? 교수님, 사모님, 도와주시는 모든 분들 건강하시고 행복하세요.

from. 대구시 수성구 _ 정소미

letter 14.
저는 투병 중인 19살 학생입니다.

어느 날 엄마가 태초먹거리 강의를 들으러 가자고 하셔서 별 기대 없이 따라 갔습니다. 하지만 강의를 듣고 난 후 정말 느낀 점이 많고 생각도 많아졌습니다. 기대 이상이라는 말이 부족할 정도로 교수님과 이런 프로그램이 있다는 것에 감사하고 고맙습니다. 병을 판정받은 후 약이 잘 들기만 빌 뿐 생활습관을 고치지 않고 지내다 보니 병도 나아질 생각을 안 했습니다. 불가능하다고 생각했습니다. 그런데 강의를 듣고 지금까지 병의 원인을 찾아 고치려고 하지 않고 약에 의존하기만 했던 저를 보게 되었습니다. 식습관을 고치는 것이 병이 회복되는 기본이고 필수라는 생각이 들었습니다. 태초먹거리 강의는 아주 유익한 시간이었고, 19살인 저도 알아들을 수 있도록 쉽고 재밌게 설명해주신 교수님께 정말 감사드립니다! 강의를 듣고 나서 생각이 바뀌고 자신감이 생겨서인지 긍정적인 마음을 가질 수 있게 되었습니다. 소중하고 의미 있는 프로그램을 운영해주셔서 정말 감사드리고 또 고맙습니다. ^-^

from. 충청남도 서산시_서지연

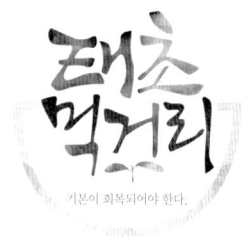

초판 1쇄 2013년 8월 23일
초판 44쇄 2024년 7월 15일
2판 1쇄 2025년 8월 15일

이계호, 석혜원 지음

함께한 이 이창도

디자인 및 펴낸 곳 (주)한국분석기술연구소

주소 대전광역시 유성구 테크노2로 125-7

전화 042.936.8333

팩스 042.823.6263

태초먹거리 학교 042.936.8333

www.itbfood.com (태초먹거리 학교 홈페이지에서도 도서 구매가 가능합니다.)

정가 18,000원

ISBN 979-11-983487-0-8

ⓒ저작자와의 협약 아래 인지는 생략되었습니다.
이 출판물은 저작권법에 의해 보호를 받는 저작물이므로 무단 전재와 무단 복제를 할 수 없습니다.